陈瑞芳　谢裕华　主编

中医膏方调理案例精选

中山大学
SUN YAT-SEN UNIVERSITY

中山大学
出版社

·广州·

图书在版编目（CIP）数据

中医膏方调理案例精选/陈瑞芳，谢裕华主编 . —广州：中山大学出版社，2022. 11
ISBN 978 - 7 - 306 - 07638 - 0

I. ①中… Ⅱ. ①陈…②谢… Ⅲ. ①膏剂—方书—中国 Ⅳ. ①R289. 6

中国版本图书馆 CIP 数据核字（2022）第 215776 号

出　版　人：王天琪
策划编辑：鲁佳慧
责任编辑：罗永梅
封面设计：林绵华
责任校对：陈晓阳
责任技编：靳晓虹
出版发行：中山大学出版社
电　　话：编辑部 020 - 84110283，84113349，84111997，84110779，84110776
　　　　　发行部 020 - 84111998，84111981，84111160
地　　址：广州市新港西路 135 号
邮　　编：510275　　　　　　传　真：020 - 84036565
网　　址：http://www. zsup. com. cn　　E-mail：zdcbs@ mail. sysu. edu. cn
印 刷 者：广州市友盛彩印有限公司
规　　格：787mm×1092mm　　1/16　　15.5 印张　　283 千字
版次印次：2022 年 11 月第 1 版　　2022 年 11 月第 1 次印刷
定　　价：63.00 元

陈瑞芳简介

陈瑞芳 主任中医师，硕士研究生导师。广州中医药大学第一附属医院治未病科主任中医师，国医大师邓铁涛教授、孙光荣教授学术传承人，国家中医药管理局中医预防医学学科带头人，国家中医药管理局文化科普巡讲专家，全国中医临床优秀人才，广东省名中医师承项目指导老师，全国卫生产业企业管理协会治未病分会副会长，中华中医药学会治未病分会常务委员，中华中医药学会健康服务工作委员会常务委员，中华中医药学会科普分会常务委员，中华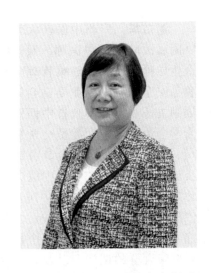医学会健康管理分会委员，广东省中西医结合学会治未病专业委员会主任委员，广东省医学会健康管理分会副主任委员，广东省中医药学会膏方专业委员会副主任委员，广东省中医药学会健康促进专业委员会副主任委员，广东省保健学会治未病分会副主任委员。主要从事中医"治未病"的研究，临床擅长治疗慢性疲劳综合征、失眠及胃肠道疾病等，擅长应用膏方及药膳对亚健康人群进行中医调理及日常保健知识指导。

谢裕华简介

谢裕华　广州中医药大学第一附属医院主任中医师，硕士研究生导师。广东省健康管理学会食品安全与营养专业委员会第一届副主任委员，广东省中西医结合学会治未病专业委员会常务委员，广东省自然医学会膏方专业委员会常务委员。从事中医杂病诊疗工作35年，擅长用中医膏方治疗骨科颈肩腰腿痛、失眠、头痛、头晕、中风后遗症，擅长对亚健康人群的调治，以及对运动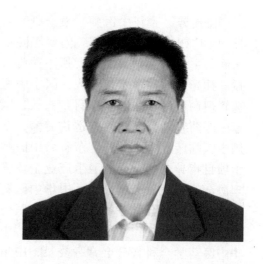（关节）损伤的康复治疗。发表专业论文30多篇。主编《中医骨伤伤科治法锦囊》《中西医结合急症诊治》《中风调治》等。主持"缺血缺氧作用下神经细胞膜功能蛋白质组学及相关基因分析"等多个省部级科研项目。

本书编委会

主　　编：陈瑞芳　谢裕华

副 主 编：金　燕　常少琼　张小可

参编人员（按姓氏笔画排序）：

冯　珍　刘炜丽　孙德宣　李元君

李凤霞　张万年　陈秒旬　周　波

侯政昆　晏显妮　高卓维　黄丽娜

序

　　中医药学由中华文化孕育而成。孙思邈在《备急千金要方·诊候》中曰："古之善为医者，上医医国，中医医人，下医医病。"可见治国、治人、治病的理念是相通的。《后汉书·桓荣丁鸿列传》载丁鸿呈汉和帝之奏疏曰"禁微则易，救末者难"，意即在萌芽阶段抑制不良之事则较易，待到酿成大祸时再来拯救则甚难，而中医药学的核心学术思想之一也是"防重于治"。据悉，在2022年3月5日召开的十三届全国人大五次会议上，多位人大代表提出了关于中医"治未病"重要性的议案。这是因为"治未病"涵盖了未病先防、既病防变、病中防逆转、瘥后防复发的医疗保健全程。因此，中医"治未病"，必然是新时代建设"健康中国"的重要选项。

　　中医发展史明载：膏方，是中医的膏、汤、丸、散、酒、丹、露、锭八大剂型之一，从发明、传承到创新，历史悠久、经验丰硕，具有攻补兼施、服用方便、药物浓度高、副作用少的特点，特色鲜明、优势独特。随着膏方理论的深化和临床实践的深入，膏方调理充分体现了《黄帝内经》之"正气存内，邪不可干"的要义，已经成为中医预防保健服务的重要方法和方式。

　　国家中医药管理局第三批全国中医临床优秀人才陈瑞芳教授，先后师从国医大师邓铁涛先生及本人。针对岭南地区潮湿多热的气候特征，陈瑞芳教授将"五脏相关"理论和"中和辨治"思想灵活运用于岭南地区亚健康人群，以膏方调理，体现了岭南中医学派以脾胃为中心及中和医派注重"调气血，平升降，衡出入"的诊疗特色，也体现了岭南道地药材能扶正祛邪、治中有养、养中有治、治补兼顾的特点。经过十多年的临床实践与研究，陈瑞芳教授取得了一定的成效，遂带领团队基于《"十四五"中医药发展规划》中"传承精华，守正创新"的指导思想，将其心得体会编著成本书。

　　本书包括陈瑞芳教授的临床治未病医案及经验，并简要介绍了岭南膏方研制的理论和方法，能给初学者以启发，亦可供执业者参考。

　　有感于传播"治未病"学术思想以增强中医药文化自信的必要，有感于传承创新发展岭南中医学派膏方治验的需要，有感于作者学以致用、砥砺前行的成效，爰为之序。

孙光荣

　　孙光荣　第二届"国医大师"，第五届中央保健专家组成员，首届"全国中医药杰出贡献奖"获得者，首届中国中医科学院学部执行委员，国家中医药管理局全国中医临床优秀人才研修项目中医理论集中培训班班主任，北京中医药大学主任医师、研究员、教授、博士研究生合作导师。

前　言

　　膏方，又称"煎膏""膏滋"，是中医药中汤、丸、散、膏、丹、酒、露、锭八大剂型之一。

　　在近10余年的临床工作中，膏方处方的应用在亚健康人群的调理中取得了令人惊喜的效果，同时也遇到了不少意想不到的奇迹。这让我真正体会到了中医的博大精深，对中医的整体观、阳阴五行学说、藏象学说、精气血津液学说、经络学说、体质学说、病因病机学说、防治原则等有了更深刻的理解，由此，我也越来越热爱中医事业。

　　"治未病"思想是中医防治理论的核心，对于中医预防保健和临床治病具有重要的指导意义。《素问·四气调神大论》从正反两方面阐述了"治未病"的重要性："是故圣人，不治已病治未病，不治已乱治未乱……夫病已成而后药之，乱已成而后治之，譬犹渴而穿井，斗而铸锥，不亦晚乎！"本人对膏方与"治未病"的理解，主要包含三方面：一是未病先防，膏方可以改善体质，扶持正气，达到延年益寿的目的。二是既病防变，膏方对慢性病的治疗，是治中有养、养中有治，治病与补虚兼顾。例如，在对高血压、糖尿病等慢性病人群的调理中，膏方与西药结合使用，可用最少的西药剂量，维持人体血压、血糖等的稳定，从而有效提高生活质量。三是防止复发，膏方可寓治于养、寓防于养、防治结合，有效防止痼疾的重发。

　　膏方具有以下特点：一是膏方的药物成分浓度高，保质期限更长，容易保存；二是膏方呈固体状，体积小，方便携带，特别适合经常出差的亚健康人群；三是服用方便，加开水冲服即可；四是慢性病患者群一年四季都可用个性化膏方，能有效提高生活质量。相对于传统的中医汤药，膏方可以使广大群众更容易接受，依从性也更好。

　　特别要强调的是，膏方在临床上的应用，除了处方上要做到因人、因时、因地"三因"制宜，在服用方法上也要因人而异。有些患者在服用膏方前需要先用开路方，但不是每个人都必要；有些患者可以一天服用膏方 2 次，每次 20 g 左右，但有些患者由于体质及原发病的不同，需要减量服用或配合汤药一起服用。有些患者刚开始服用膏方会出现不适，此时应告知患者暂停服用，然后根据患者出现的症状给予中药汤剂，待不良症状消失后再继续施膏，如此可以取得意想不到的效果。总之，在膏方的应用中，医生与患者的有效沟通能让膏方取得更好的效果。

　　本书依托临床，精选了 65 个案例的处方用药及病因病机分析，汇集了国医大师及中医名家的宝贵经验，书中部分内容在学术讲座、学术会议或医院丛书中已公开发表，本书予以收录。本书在强调科学性的同时，注重实用性，结合作者自身临床经验及对中医理法方药的领悟，较全面地普及了膏方的理论知识，希望能为基层医生及初学者带来启发。

　　在本书编写过程中，我的同事和学生们为收集临床医案做出了很大的贡献，在此一并表示感谢。因时间仓促，书中难免存在错漏之处，望广大读者不吝批评指正。

2022 年 6 月

目　录

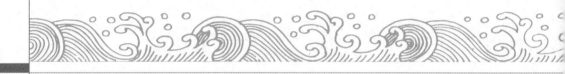

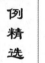

中医膏方调理案例精选

"调气血、畅气机、以平为期"的学术思想

　　本书作者之一陈瑞芳长期致力于病前状态筛查、中西医健康状态评估及中医预防保健研究，擅长结合岭南地区四季特点，采用岭南膏方、中医食疗、中医导引、调畅情志、疏导穴位按摩、针灸推拿等多种中医预防保健方法进行临床诊疗，并在南北学术流派交融的大背景中，逐步形成了"调气血、畅气机、以平为期"的学术思想，开创了岭南治未病研究从气血立论之先河，并灵活运用岭南四季膏方，在纠正偏颇体质和调治特定健康状态人群中产生了较好的临床疗效。

　　"调气血、畅气机、以平为期"的学术思想包含了丰富的理论和临床认知，其认为"气"为人体之本，气血互根互用，内化关联生理之脏腑官体周身，中生关联心理之声动情神，外应关联自然界之气味音色方季，内外一体，动态相关，均以气血为用；气血失和，正气虚弱之所见诸病，伤本夹标，并见虚实寒热阴阳顺逆生死之变（图1-1）。

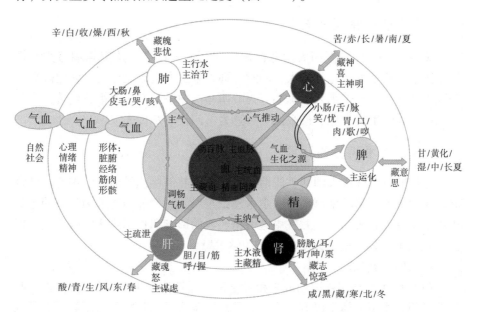

图1-1　"调气血、畅气机、以平为期"学术思想的理论背景示意

如上所述，该学术思想具体包含以下四个方面。

（1）气血是人体身心神活动的物质和功能基础。气血失和是诸多疾病发生的基础，并贯穿始终；调节气血的生成和输布是防治疾病的根本和关键，其中尤应以脾胃调理为中心。

（2）平和是人体身心神健康的体现，达到平和状态是防治疾病的最终目标。

（3）治未病包含未病先防、欲病防发、既病防变、瘥后防复等，贯穿疾病发生、发展、转归、预后、调护的整体动态过程，其理念和技术可广泛应用于未病和已病各个阶段的防治。畅气机、调气血、护脾胃是重要的治则治法。

（4）临床疾病变化万千，在恪守气血为本之时，务必治病求本，不可机械，须因时、因地、因人、因病、因证、因药而灵活化裁。

（5）饮食习惯、心理情绪、工作方式、生活环境、社会状态等会对疾病产生双向影响，"养心、养德"是首要的保健法则，可助气血通调、人体平和。

一、学术流派传承和思想渊源

（一）流派传承谱系

2011 年，广州中医药大学邓铁涛研究所颁发证书，认定陈瑞芳为邓铁涛中医治未病学术经验传承人；同时，孙光荣工作室颁发证书，认定陈瑞芳为孙光荣学术经验传承人。陈瑞芳为岭南邓氏中医学术流派第三代传人，其师承弟子、学生常少琼、侯政昆、金燕为第四代后辈传人。

（二）学术思想的渊源

陈瑞芳秉承国医大师邓铁涛治未病思想，并借鉴北派治未病理论，结合岭南医学特点，将岭南邓氏中医学术理论与以国医大师孙光荣为代表的孙氏中医学术理论有机结合，并在中医古籍经典的影响和长期临床实践之上，提出"调气血、畅气机、以平为期"的学术思想。

1. 师承的影响

（1）国医大师邓铁涛的五脏相关学说。邓铁涛在 1958 年创新提出五脏相关学说，指出人体是以五脏为中心的功能组合体，其中气血阴阳为五脏相关的信息单元和控制因子，五脏相关联的基础是人体气血阴阳等物质与功能相互影响的结果。在此理论影响下，陈瑞芳认为人体以气血为物质、功能和关联基础，在生理、病理、疾病防治的各个阶段均须关注气血的影响，强调以脾为核心进行五脏调理并以"治脾"贯穿始终，同时须关注内外环境、社会环境对治未病的综合调理作用。

（2）国医大师孙光荣的中和思想。孙光荣为"中和医派"创始人，其认为"中和"是机体阴阳平衡稳定的基本态势，可依据"中和思想"→"中和辨证"→"中和组方"的体系化思辨诊疗模式，采用"调气血、护脾胃、平升降、衡出入、致中和"的治疗方法进行临床诊疗。在此思想指导下，陈瑞芳结合治未病思想进一步提出：未病时及时预防使之不发则为"中"，发病时及时控制使之不会继续恶化则为"和"，若气血中和则病安从来？同时，须注意"与天地和、与脾胃和、静心中和"等。

2．古籍经典的影响

（1）《黄帝内经》（后文简称《内经》）的气血学说。陈瑞芳尊重"气血学说"，因为气与血是人体内的两大类基本物质。《素问·调经论》曰"人之所有者，血与气耳"，强调了气血对人的重要作用。而在从气血立论防治疾病的过程中，脾胃的地位尤其重要，因其在气血的来源、生成、输布、功能发挥等方面均起到重要作用，如《灵枢·营卫生会》曰"人受气于谷，谷入于胃，以传与肺，五脏六腑，皆以受气"，是故可以脾胃为入点，以气血为根守，贯治未病甚至已病之始终。

（2）仲景的治未病思想。历代医家对气血、治未病和脾胃的论述发挥颇多，但仍以仲景学说所述最为独特，如《金匮要略》曰"四季脾旺不受邪""夫治未病者，见肝之病，知肝传脾，当先实脾"等，强调顾护脾胃，未病先防，已病防传。因此，无论未病或已病之外感内伤，大多可从脾胃立法，以安邪未发，阻邪传变，驱邪外出。

3．自身临证经验总结

"调气血、畅气机、以平为期"之学术思想来源并非限于上述，古籍经典《备急千金要方》《中藏经》《脾胃论》等对其亦有重要影响，同时还借鉴了陈纪藩、劳绍贤等岭南名家的思想经验。尤为重要的是，陈瑞芳从事治未病相关的一线临床和研究工作30余年，所涉之病种涵盖内科、外科、妇科、骨科等多科的疾病。陈瑞芳上承先贤大师之说，下纳现代诊疗技艺，外拓理论实践内涵，内守传统中医思辨模式，经过长期的提萃锤验，提出"调气血、畅气机、以平为期"的学术思想。

二、"调气血、畅气机、以平为期"学术思想的构成

（一）气血为本，平和为期

人之身心均以气血为本，历代医家对此多有阐述。如近代陆晋笙在《景景室医稿杂存》中曰："鼻受天之气，口受地之味。其气所化，宗气、营、卫，分而为三。由是化津、化液、化精、化血，精复化气，以奉养生身。"《景岳全书·血证》曰："故凡为七窍之灵，为四肢之用，为筋骨之和柔，为肌肉之丰盛，以至滋脏腑，安神魂，润颜色，充营卫，津液得以通行，二阴得以调畅，凡形质所在，无非血之用也。"因此，对气血及相互关系的作用古今医家均非常重视，而其中气血又总以脾胃为本、以心肺为动、以肝肾为根，各脏腑共同参与，协调为平，方可免生百病。现代生活节奏较快，人们面临的压力较大，易造成肝气郁结，久之犯脾胃导致气血生化乏源而气虚或阳虚，因郁致虚，故临床上多见气虚质、阳虚质、气郁质的患者。而中医强调"阴平阳秘，精神乃治，正气存内，邪不可干"，因此陈瑞芳创新提出"调气血、畅气机、以平为期"的学术思想。

（二）治未病是重要的疾病防治原则，调脾胃是重要的技术方法

治未病是中医治疗学的重要内容，为疾病防治的核心原则。如《千金要方·养性序》曰："善养性者，则治未病之病，是其义也……是以圣人消未起之患，治未病之疾。医之于无事之前，不追于既逝之后。"在具体的诊疗技术方法方面，不同医家的经验和认知不同，从不同角度切入进行身心调理，均可相互影响，进而综合作用于全身，在理论上均可成立。脾胃位居中焦，为气血生化之源、气机升降之枢纽，外应重要的人体肌肉，主思虑，所以针药之效可内外上下、通达四末，并综调心理精神，入一点而顾多面，药轻效多，以此确立治法方药，临床价值较大。

（三）个体化诊疗与治病求本同等重要

1. 天人相应，因地制宜

疾病防治须与地同纪，遵"因地制宜"之法则。释继洪在《岭南卫生方》云："岭南既号炎方，而又濒海，地卑而土薄，炎方土薄，故阳燠之气

常泄，濒海地卑，故阴湿之气常盛。""人居其间，气多上壅，肤多汗出，腠理不密，盖阳不反本而然。"南方虽阳气旺盛，但由于岭南地区人群的腠理疏松，汗液外泄偏多，伤及阴津，阳气无所伏藏，而中焦阳气易虚，上焦则呈虚热之象；阴湿既盛，炼液为痰，痰阻中焦，阳不下降，阴不上腾，故而岭南的特殊地理环境及气候特点决定了痰湿病证和气虚病证的多发。另外，由于岭南独特的地理位置，岭南地区人群形成了自己的生活方式及饮食习惯。例如生活节奏快、生活压力不断增加、喜爱鱼虾螺蚝等多湿阴柔之品、贪饮生冷冻物、睡眠时间短，造成人体长期处于疲劳状态，精元耗亏。因此，膏方药味的选择要体现中医辨证论治、三因制宜的特点。应根据个人、气候、地域的具体情况选药组方，调补体质，使得正气存内、邪不可干，达到未病先防的目的；也可通过辨证论治，标本兼顾，以求扶正祛邪，达到既病防变的效果。针对岭南地区致病邪气特点和人群体质特点，痰湿当用温药温化痰湿，并须时刻顾护内虚体质，须选甘温或甘平性味药物以补益脏腑之气。因此，在岭南膏方中须因地制宜，寒热并用，气血同调，清上热、温下寒、调气血为不二法门。在治疗中，多选用半夏泻心汤、黄芪建中汤、小柴胡汤为主方加减，常取党参、黄芪、丹参、熟地黄、枸杞子、黄精、大枣等，以起到辛开苦降、调畅气机、补益气血之效，时时体现畅气机之法，以平为期。

2. 天人相应，因时制宜

《内经》曰"人以天地之气生，四时之法成""顺四时变更之道，逆之则灾害生，顺之则苛疾不起"。"四时变更之道"是指一年四季"春生、夏长、秋收、冬藏"的变化规律，若顺应规律调理，能减少重大疾病的发生，而依此规律灵活加减用药也可起到天人相应、药半功倍的效果。在春天应注重肝气升发，在岭南地区应结合湿邪特点，在藿香正气散、葛根芩连汤等基础之上，多加鸡矢藤、马齿苋等，避免太过补益的药物；夏天多加栀子、灯心草、淡竹叶等清心降火药物；秋天以润为主，多用沙参、麦冬、百合、枇杷叶等；冬天以补益为主。整体应注重春夏养阳、秋冬养阴，所以常用六味地黄汤、生脉散、二至丸等，同时建议再详端查，细分时节。初冬应在温补基础上酌情加入酸味收敛肺气，如乌梅、五味子、酸枣仁等，少用辛散较强的桂枝、薄荷、藿香、木香等；在冬季中段应以人参、党参、黄芪、当归、紫河车、蛤蚧、冬虫夏草、何首乌、杜仲、巴戟天等补气补血、滋补肝肾的药物为主；在冬季后段可选用柔肝养肝、疏肝理气药物，如白芍、枳壳、枸杞子、郁金、丹参、延胡索等。另外，应注意阴药当中养阳药物的运用，如党参、黄芪、丹参、菟丝子、紫河车等。即春夏秋冬用药不一，冬天药物以补益为主，春夏须结合气候加减用药。

3. 辨体辨证，因人制宜

"辨体论治，辨证论治"是中医临床诊疗的基本原则，即辨体与辨证结合，先辨体后辨证，而后在此基础上选方用药。在开膏方之时，平衡阴阳是最根本的治法，故拟方时在补阴基础上配以益气、健脾、活血之品，擅于阳中求阴，阴中求阳，阴阳互补，以达阴平阳秘。

同时，应注意标本正邪的平衡，根据患者的体质及病情选用平补、调补、清补、温补、峻补或缓补。平补即投以药性平和之品以补气养血、调整阴阳，该法适用范围广，正常人群的治未病保健或体质虚弱者的长期调养均可应用；调补则以调理脾胃功能为期，用于脾胃虚弱者，与平补不同，要注意药性、药量及疗程的控制；清补则补中兼清，补虚与清热并用，适用于热性病后期体质虚弱或素体虚弱而有内热者；温补之旨，为补一身之阳气，用于平素阳虚者；峻补又称急补，多用于体质极虚之时，如大病后、大出血后及妇女产后等。

同时，膏方药味的选择要体现中医辨证论治的特点。根据个人的具体情况选药组方，不可千篇一律、一概而论，应一人一方，重视个体化治疗，以调阴阳、补五脏、益气血、助正气为主，兼顾祛邪治病。例如，清里热、除冗寒、化痰湿、行气血、疏经脉、调冲任、消积聚等，体现中医学寓攻于补、攻补兼施的治疗特色。

另外，寒热平衡也非常关键，因为药物有寒热之分，体质、疾病也有偏寒偏热之别，体质的寒温、疾病主要病机的寒温、病邪的寒温、气候的寒温、处方用药的寒温偏向等应有机结合，以达平衡。所以膏方拟方讲求"平"字，温而不燥，润而不腻，寒热平衡。在具体应用中，气虚体质者多选用人参、黄芪、茯苓、白术等；血虚体质者多选用熟地黄、阿胶、当归、白芍等；阴虚体质者多用麦冬、沙参、龟板、枸杞子等；阳虚体质者多选用鹿角胶、杜仲、蛤蚧、核桃仁等；气机郁滞者加小柴胡汤、合欢皮等；血瘀者可适当加入水蛭、丹参、当归、鸡血藤等；湿热重者加大黄连用量，并加蒲公英、白花蛇舌草、茵陈、薏苡仁、栀子等清热解毒祛湿药物。其中，气虚质、阳虚质、兼夹痰湿质、瘀血质者可规范用药，而气郁质、阴虚质、湿热质者常须辨证汤药调理数周后再服膏方，可提高疗效。

4. 动静相宜，升降寒热平衡

运用岭南膏方应重视动静升降的平衡，药物以重者、滋腻者为静，轻者、淡薄者为动。因此，补肾填精为静，健脾化湿为动；养阴生津为静，补气宣味为动；补血养血为静，祛瘀活血为动。而脾主升清，胃主降，所以拟方时，需要注意平衡脾胃升降功能，让膏方更好地被吸收。同时，应重视脾胃的作用，肾主藏精，肾中精气的不断贮藏和输布，循环往复，维持着人体脏腑功能活动，促进人体生长发育；脾胃乃"气血生化之源"，能增强脾胃功能，促进机体对营养物质的消化吸收，更好地发挥膏方的作用。

（四）生活状态会对人体产生重要影响

1. 饮食和生活方式

饮食和日常生活方式对机体的影响非常明显，保持饮食洁净和进食规律是基本要求。条件允许的情况下尽量关注饮食的寒热、五味和营养搭配，以更好地发挥药物作用。若患者服用膏方后出现咽喉不适、咽痛、便秘等症状，可以同时食用新鲜当令的蔬菜瓜果，利用蔬菜瓜果的缓和清热作用去平衡膏方的温热之性，起到药食同调的作用。对于"虚不受补"者，初服膏方时可能出现咽喉不适、口干口苦、便秘等症状，可暂时停服膏方，同时建议喝淡盐水或者多喝水、多食用新鲜蔬果，待症状缓解后可继续服用膏方。另外，工作压力、睡眠习惯、运动习惯等均可对机体和疾病产生双向影响。因此，在临床中要根据患者的不同体质和证型提出饮食、工作、睡眠、运动（八段锦、太极拳、跑步等）建议，以综合提高疗效。

2. 情志和心理精神

应注意精神心理调摄在临床诊疗中的作用，以"仁"为先，良好的品德有助于身心健康，胜于一切灵丹妙药。运用岭南膏方调理时应注意调节患者的精神，通过言语、药物等方式舒畅其气机，再配合膏方调理，疗效得见。对于服用膏方有顾虑的患者，解释膏方的作用，指导服用方法，消除其顾虑，必要时根据患者的具体情况，配合汤药一起服用，增强其信心。

陈瑞芳古秉《内经》和仲景学说，中采历代名家之言，近承邓铁涛和孙光荣两位国医大师之学说，从临床经验出发，提出"调气血、畅气机、以平为期"学术思想，强调人体以气血为根，以平和为期，以脾胃为本，以未病为准，详辨天地人病证药之异同，参合饮食运动心理情志之功用，以德为本，以仁为先，以精为要。该学术思想和临床经验丰富了岭南治未病膏方研究的理论思想和技术体系，开创了岭南治未病之气血学派，具有重要的学术和临床价值。

（侯政昆　整理）

半夏泻心汤在岭南膏方中的应用浅析

膏方，又称膏滋，是一种将中药饮片反复煎煮，去渣取汁，经蒸发浓缩后，加糖或蜂蜜制成的半流体状剂型，属于中医丸、散、膏、丹、酒、露、汤、锭八种剂型之一。膏方一般由30味左右的中药组成，具有很好的滋补作用。春生、夏长、秋收、冬藏，根据中医理论，冬季是一年四季中进补的最好季节，而冬令进补，更以膏方为最佳。

半夏泻心汤是《伤寒论》辛开苦降法的代表方剂，近年来临床报道多用于治疗消化道疾病。结合岭南地区人群的体质特点及膏方的作用特点，半夏泻心汤组方配伍特色具有重要的应用价值。在此，重点分析半夏泻心汤在岭南膏方中的应用。

一、半夏泻心汤的组方特点

半夏泻心汤首见于《伤寒论》，原文主治寒热错杂的痞证。本方以味辛苦之半夏入胃为君，辛开散结，苦降止呕，以除痞满呕逆之证；干姜辛温祛寒，黄芩、黄连苦寒泄热为臣；人参、大枣补中益气为佐；甘草补脾胃而调诸药为使。方中辛苦相合，阴阳同施，寒热并用，一升一降，一开一泄。开中有泄，通而能降，能斡旋中焦，调整气机，升清降浊，疏通胃肠，且辛散无劫阴之弊，苦寒无碍阳之虑，相反相成，相得益彰。诸药配合，共奏辛开苦降调气机、甘温调补扶正气之功。全方配伍最能体现仲景组方用药的圆机活法，也最能展示辛开苦降的精义所在。刘渡舟先生称之为"辛开苦降甘调"之法。

二、半夏泻心汤在开路方中的应用

开路方是在正式膏方服用之前，根据患者目前四诊情况开具的汤药，其作用：一是健运脾胃、消除宿积，以利于膏方的吸收；二是观察药效，了解患者的服药反应及对药物的适应性。半夏泻心汤在开路方中的应用主要体现在上述第一个方面。尽管中医在开具膏方时一定会详细诊察、仔细辨证，遣方用药时大多能够滋补与调理兼顾，但膏方毕竟选用了大量或补气、或补血、或补阴、或补阳的滋补中药，尤其是加入了阿胶、鹿角胶、龟板胶等血肉有情之品，一般来说比较呆滞滋腻，难以消化吸收，因此必须事先调理脾胃、清理肠道，为膏方的消化吸收创造条件。现代药理研究证实，对于消化动力缺乏的消化道疾病，半夏泻心汤能引起胃的强烈收缩和小肠明显的分节运动，可将胃肠内残渣、脱落的细胞碎片和细菌清除干净，起到"清道夫"样作用。临床上有些患者本身就有咽痛、口干口苦、牙龈肿痛、上腹饱胀、胃口不开、舌质淡嫩、边有齿印、舌苔厚腻等类似"心下痞"的症状，辨证属于上热下寒、脾胃失和、运化不力者，就不可妄投滋补膏方，此时往往先应用半夏泻心汤加上一些行气健脾的药物，如陈皮、白术、山药、神曲等，健脾和胃、理气化湿，待脾胃功能正常后再服用膏方。

三、半夏泻心汤在膏方中的应用

（一）半夏泻心汤在辨病论治、辨证论治中的应用

半夏泻心汤在膏方中作为君臣药应用主要体现在治疗慢性消化道疾病方面。慢性消化系统疾病中的慢性胃炎、胃溃疡、十二指肠溃疡、溃疡性结肠炎、克罗恩病、功能性消化不良等，属中医痞满、胃脘痛、嘈杂、呕吐、腹痛、泄泻等范畴，具有病史长、病情缠绵难愈、反复发作的特点，久病难以速效，应当缓图，尤其适合应用冬令膏方调治。

慢性消化系统疾病多由外邪、饮食、情志不遂所致。疾病初起常见寒邪客胃、饮食停滞、肝气犯胃、肝胃郁热、脾胃湿热等证候，表现为实证；久则常见由实转虚，如寒邪日久损伤脾阳，热邪日久耗伤胃阴，多见脾胃虚寒、胃阴不足等证候，则属虚证。"脾宜升则健，胃宜降则和"，脾胃升清降浊的生理特点及斡旋气机的生理作用不能正常发挥，因实致虚，或因虚致实，皆可形成虚实并见证，寒热错杂。临床上，患者常因脾胃运化失职，湿浊内生，阻滞气机，故心下痞硬，升降失常，气机逆乱则肠鸣，清气不升则下利，浊阴不降则呕吐，湿浊中阻则苔腻等。据此组方选药务应治标顾本，虚实兼理，寒温并用，升降相协，始终以益气健脾、和胃降逆为原则。根据半夏泻心汤的方药配伍特点，其能通降胃腑，导滞下行，使胃肠宽舒，气机下达，降下和顺，使清浊归其位，气机调畅则疾病可愈。

有研究表明，造成半夏泻心汤证"心下痞"等症状之"邪"，与幽门螺杆菌感染有关。现代药理学研究表明，对于消化道溃疡性疾病，半夏泻心汤能增强大鼠胃运动，调节胃肠功能，能改善大鼠体表胃肌电，加快大小鼠胃排空。半夏泻心汤能提高幽门螺杆菌感染小鼠机体胃黏膜保护作用，并有提高机体免疫力的作用。此外，其还能增加胃黏蛋白的含量，显著降低溃疡指数，具有抗胃溃疡作用，是一个有效的胃黏膜保护剂。其作用机制可能是加强胃黏膜、黏液屏障作用，促进黏膜细胞再生修复、胃黏蛋白分泌及加强黏蛋白合成等，加快了溃疡的愈合过程。所以，在膏方中应用半夏泻心汤对慢性消化道疾病具有良好的调治作用。

当然，半夏泻心汤在膏方中不局限于治疗消化道疾病，如失眠等凡辨证属上热下寒、脾胃升降不和者，皆可使用。

（二）半夏泻心汤在辨体质论治中的应用

岭南是指中国南方的五岭之南的地区，现在特指广东、广西和海南三省区，江西和湖南部分位于五岭以南的县市则并不包括在内。岭南地处亚热带，濒临南海，地势低洼，又有南岭山脉的屏障作用，形成了独特的地理环境。该地区所处纬度较低，是我国较接近赤道的地带，日照多，太阳辐射量大，气候炎热，四季划分不明显，夏长冬暖，终年不见霜雪。且一天之中高温延续时间也较长，平均温度较高，致使岭南人易形成阳热体质。岭南地域不仅气候炎热，且湿润多雨。其特定的自然气候、地理环境、生活习俗及其作用于人体所形成的人群体质特点对该地区湿热证的发生、发展产生着一定的影响。

从饮食生活习惯上看，现代人饮食不节，嗜肥甘厚味，或酗酒过度，易伤脾胃，使湿热内生；另外，岭南地区的人多贪凉饮冷，喜食生冷瓜果、多食鱼虾等阴柔多湿之品，脾胃之阳更伤。岭南地区的人普遍有饮用"凉茶"的习惯，而"凉茶"中的药物多为清热祛湿之品，易伤肾阳。故久居岭南地区的人极易形成上热下寒、寒热错杂的体质，表现为平素怕冷、容易感冒、腰膝酸软、夜尿多等阳虚之象。另外，久居岭南地区的人也容易出现口腔溃疡，咽痛，牙龈肿痛，鼻衄等阳热上浮的症状。因此，开具膏方不仅要针对具体的慢性疾病进行调治，同时，还需要根据岭南地区人群体质特点进行综合调理，辛开苦降、寒热并用，并注重调补脾胃中焦。从这个角度看，半夏泻心汤"辛开苦降甘调"的作用就能如鼓应桴。

综上，膏方是经过多种中药煎煮浓缩加工制成的，所以有效成分含量较高，作用稳定持久，且体积小，便于携带，服用方便，因人处方，对症下药，久病、慢性病患者长期服用膏方，可以起到标本兼治的作用。岭南地区独特的气候、地理环境及饮食生活习惯等方面的因素使岭南地区人群体质具有特异性。在开具膏方进行调治的时候，既要针对疾病本身的特点进行辨病论治和辨证论治，亦需要根据患者的体质进行综合调理。根据"辨体—辨病—辨证"三位一体的中医临床诊疗思路，半夏泻心汤无论在开路方，还是膏方中都能发挥其重要的作用，半夏泻心汤和辛开苦降甘调法在膏方中的应用，可能成为以后岭南膏方研究的热点。

（陈瑞芳　张小可　整理）

医案汇总

《1》慢性疲劳综合征（虚劳——脾气虚）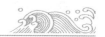

肖某，女，52 岁，家庭主妇。2020 年 6 月 14 日初诊。

【主诉】疲倦乏力 1 年余。

【现病史】患者于 1 年多前开始出现头部昏蒙感，周身乏力，精神疲倦，注意力不集中，伴有汗出，以两侧头部为甚，时有头痛，手脚怕冷，平素咽部不适，自觉有痰，纳较差，饭后腹胀，嗜睡，醒后仍觉疲倦，梦多，心烦，大便每日 2～3 次、质稀，小便正常。

【望诊】形体肥胖，面色黄，精神状态疲倦，舌淡苔白腻。

【切诊】脉濡缓。

【既往史】慢性胃炎病史，否认其他病史。

【经带胎产史】已婚已育，育有 2 女，13 岁初潮，既往月经规律，现已绝经。

【辅助检查】2020 年 3 月体检头部 MRI 及心电图报告、血常规、甲状腺功能三项未见异常。

【诊断】

中医诊断：虚劳（脾气虚）。

西医诊断：慢性疲劳综合征。

【证候分析】该患者形体肥胖，但脾气亏虚，属于典型的形盛气虚表现。脾虚日久，中阳不振，气血乏源，肢体失养，故肢体倦怠且手脚怕冷；脾气虚弱，运化失职，水谷内停，故纳少胀满，食后尤甚；脾虚生湿下渗肠间，故见大便稀溏，舌脉皆为脾气亏虚之象。

【首诊处方】

党参 15 g	茯苓 30 g	炒白术 30 g	白扁豆 15 g
陈皮 5 g	山药 20 g	法半夏 10 g	浮小麦 30 g
炙甘草 6 g	大枣 10 g	桂枝 10 g	白芍 10 g
炒薏苡仁 30 g	龙骨 30 g（先煎）		
牡蛎 30 g（先煎）			

14 剂，每日 1 剂，嘱患者自行加生姜 3 片一同煎煮，水煎服，每日 2 次，饭后 1 小时温服。

首诊处方以参苓白术散和桂枝加龙骨牡蛎汤作为开路方，方中党参、炒白术、山药补中益气；茯苓、陈皮、法半夏化湿行气，梳理中焦气机；桂枝加龙骨牡蛎汤调和营卫，重镇安神；浮小麦安神除烦止汗。

【二诊】 2020 年 6 月 28 日复诊，患者疲倦较前好转，但午后仍觉疲惫，且有昏重感，汗出减少，睡眠有所改善，做梦明显减少，早醒，但醒后能短时间入睡。大便每日 2～3 次，但已成形。余症同前，舌淡苔白腻，脉濡。考虑患者脾胃气机得升，但湿浊仍在，守前方基础上，去龙骨、牡蛎，加石菖蒲 10 g、远志 10 g 以化湿开窍。

【二诊处方】

党参 15 g	茯苓 30 g	炒白术 30 g	白扁豆 15 g
陈皮 5 g	山药 20 g	法半夏 10 g	炙甘草 6 g
大枣 10 g	桂枝 10 g	白芍 10 g	石菖蒲 10 g
远志 10 g	浮小麦 30 g	炒薏苡仁 30 g	

共 10 剂，服用方法同前，嘱服用完上方 10 剂后，可以开始进服膏方。

【膏方处方】

人参 100 g	灵芝 150 g	黄芪 100 g	党参 100 g
白术 100 g	茯苓 100 g	陈皮 60 g	山药 100 g
莲子肉 100 g	丹参 100 g	茯神 150 g	酸枣仁 100 g
杜仲 100 g	盐牛膝 80 g	山茱萸 100 g	甘草片 60 g

柴胡 80 g	郁金 80 g	法半夏 100 g	黄芩 100 g
黄连 50 g	浮小麦 150 g	糯稻根 120 g	合欢皮 120 g
首乌藤 120 g	生地黄 100 g	麦冬 100 g	五味子 50 g
炒麦芽 150 g	山楂 80 g	鸡内金 100 g	煅龙骨 300 g
煅牡蛎 300 g	女贞子 80 g	墨旱莲 80 g	淡竹叶 100 g
灯心草 10 g	枸杞子 100 g	桔梗 80 g	木蝴蝶 80 g
石菖蒲 80 g	远志 80 g	桂枝 80 g	白芍 160 g
生姜 60 g	大枣 120 g	仙鹤草 200 g	炒白扁豆 100 g

另加：龟甲胶 80 g，阿胶 80 g，黄酒 80 mL，饴糖 150 g。

第一周膏方每日服用 1 次，每次 20 g，开水冲服，以空腹服用为佳，如有胃部不适，可改为早餐后 30～60 分钟后服。第二周开始每日服用膏方 2 次，早晚各 1 次。

【三诊】2020 年 9 月 3 日复诊，患者脸色已经略显红润，心情愉快，自诉经中药及膏方调理后，精力逐日见好，头部昏蒙及乏力感基本消失，现无头痛、汗出，睡眠改善明显，胃口好，大便每日 2 次、质软成形，小便正常，舌淡红，苔薄白，脉弦。效不更方，继续服用膏方 2 个月，服法同前。

【随访】患者前后调治 4 个月，后期随访，其面色红润有光泽，精神饱满，诸症皆除。

【按语】本例患者 1 年多前开始出现头部昏蒙感，周身乏力，精神疲倦，注意力不集中，伴有汗出多，两侧头部为甚，时有头痛，怕冷，平素咽部不适，嗜睡，易醒，醒后仍觉疲倦，梦多，心烦，舌淡苔白腻，脉沉细滑。四诊合参，辨病属慢性疲劳综合征，辨证属脾气亏虚。患者气虚则不能固摄，营卫失和，汗液外泄，体倦乏力，面色少华为气虚之象，气虚不能升清以致头部昏蒙，注意力不集中；气血不足不能温煦，故出现怕冷。

开路方中，以参苓白术散合桂枝加龙骨牡蛎汤加减。其中参苓白术散健脾化湿益气；桂枝汤调和营卫，加龙骨、牡蛎重镇收涩，潜阳安神。进服 14 剂开路方观察疗效。二诊诸症均改善，说明辨证思路正确，稍微调整后，复予 10 剂继服，服完中药后予膏方进行调养。

膏方中人参、党参、黄芪、白术、莲子肉、山药健脾益气，丹参活血；桂枝、白芍调和营卫；茯神、酸枣仁养心安神；石菖蒲、远志化湿开窍，益智安神；柴胡、郁金、合欢皮、首乌藤疏肝解郁安神；煅龙骨、煅牡蛎固涩止汗，重镇安神；浮小麦、糯稻根敛汗；杜仲、盐牛膝、山茱萸、女贞子、墨旱莲、枸杞子补肝益肾，阴阳并用；炒麦芽、山楂、鸡内金健胃消食。患者平素咽部多有不适，故加木蝴蝶、桔梗利咽。诸药相配，阴阳并补，寒热并用，动静结合，以扶正为主，佐以疏肝解郁安神，使患者气机通畅，气行则血行，肝脾肾各司其职，营卫调和，自能精充气足且神形俱备。

（张万年　整理）

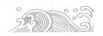

何某，男，42 岁，职员。2020 年 8 月 10 号初诊。

【**主诉**】疲倦、眠差 3 年。

【**现病史**】患者于 3 年前开始出现疲倦无力，入睡困难，精神状态不佳，伴有听力下降、记忆力下降，腰部时有酸痛。自行服用一些保健品未见明显好转，遂来诊。现症见：精神疲倦，晨起周身乏力，胸胁部刺痛感，入睡困难，汗出多，口干不欲饮，腰膝酸软，胃脘部时有胀满不适，无腹痛，无嗳气反酸，纳可，小便频，夜尿 4～5 次，大便调。

【**望诊**】舌淡暗苔薄，舌下络脉紫暗。

【**切诊**】脉细涩。

【**既往史**】否认高血压、糖尿病病史。

【**辅助检查**】2020 年 3 月单位体检提示总胆固醇 6.2 mmol/L，其余体检结果未见明显异常。

【**诊断**】

中医诊断：虚劳（肾气虚）。

西医诊断：慢性疲劳综合征。

【**证候分析**】肾虚则机能活动减退，气血不能充于头面，故乏力、记忆力减退；肾气不充，不能作强，故腰膝酸软；肾虚形神失养，故神疲乏力，肾开窍于耳，肾气虚则听力减退，肾虚失于固摄则小便频数而清，夜尿频多，气虚则不能推动血行，因此可见胸胁部刺痛感、口干不欲饮，舌脉均为肾气虚之征象。

【**首诊处方**】

生晒参 10 g	山药 20 g	当归 10 g	熟地黄 15 g
枸杞子 10 g	山茱萸 10 g	杜仲 10 g	牛膝 10 g
菟丝子 15 g	丹参 10 g	茯神 10 g	酸枣仁 10 g
炙甘草 6 g			

共 14 剂，每日 1 剂，水煎服，早晚饭后 1 小时温服。

首诊处方以大补元煎为主方加减，其中生晒参补元气，气生则血长；山药健脾补气，以济生化之源；熟地黄、枸杞子、当归、山茱萸滋肝肾、益精血；杜仲、牛膝、菟丝子补益肾阳；佐以茯神、酸枣仁养心安神。

【二诊】2020 年 8 月 26 日复诊，睡眠、乏力改善，夜尿减少，腰酸较前缓解，胸胁部刺痛感较前缓解，仍自觉汗出多，健忘，舌淡暗、苔薄，脉弦。

【二诊处方】在首诊处方基础上加入浮小麦 30 g、益智仁 10 g，在原方补肾益气基础上增强除烦止汗、固肾缩尿功效。此诊予患者中药 10 剂配合膏方服用。

【膏方处方】

生晒参 150 g	黄芪 100 g	丹参 100 g	白术 100 g
茯神 100 g	酸枣仁 100 g	杜仲 100 g	牛膝 100 g
菟丝子 100 g	白芍 100 g	川楝子 80 g	柴胡 80 g
法半夏 100 g	黄芩 80 g	黄连 50 g	炙甘草 50 g
浮小麦 150 g	糯稻根 100 g	百合 120 g	络石藤 120 g
鸡血藤 100 g	益母草 100 g	合欢皮 100 g	首乌藤 100 g
当归 100 g	川芎 80 g	枸杞子 100 g	灵芝 100 g
熟地黄 120 g	茯苓 120 g	山药 120 g	牡丹皮 100 g
泽泻 100 g	黄柏 80 g	知母 100 g	大枣 100 g

另加：饴糖 150 g，阿胶 100 g，黄酒 100 mL。

每日 2 次，每次 1 小勺（约 20 g），开水冲服。

【随访】患者服用膏方 2 个月后精神状态好转，疲倦乏力的症状明显好转，听力、睡眠明显改善，已无胸胁部刺痛，无明显腰膝酸软，无汗出多，纳眠可，二便调。

【按语】慢性疲劳综合征以持续或反复发作 6 个月及以上的慢性疲劳为特征，并伴有短期记忆力或注意力下降、咽痛、头痛、睡眠障碍等。中医称之为虚劳，虚劳是一种以慢性进展性疲劳为主，全身脏腑气血失调的功能性未病状态，总的病机是脏腑气血虚损及气机不畅，以致机体血瘀不行，功能虚损，脏腑不合。

本例患者疲倦乏力、腰酸、听力及记忆力下降、夜尿频多，证属肾气虚，气虚则无力推动血行，因此，该患者会出现胸胁部刺痛，眠差易醒、梦多，口干不欲饮，舌淡暗、苔薄，舌下络脉紫暗等血瘀之象。《内经》云"年四十而阴气自半"，患者年四十二，肝肾始亏，气血开始亏虚，气虚以致血不得行。

首诊先后共用24剂中药汤剂开路，固肾补气，活血安神。三周后，睡眠改善，胸胁部刺痛好转，乏力改善，此乃气血得调，瘀阻开始得解之迹象，再以八珍汤、知柏地黄丸、酸枣仁汤、半夏泻心汤加减制成膏方。方中山茱萸、熟地黄养肝肾之阴，杜仲、牛膝、菟丝子补益肾气；黄芪、生晒参、白术补气健脾；酸枣仁、茯神、灵芝养心安神，合欢皮、首乌藤疏肝解郁安神，配以浮小麦、糯稻根、百合除烦敛汗安神。患者平素肾气不足，气虚不能推动血行，气血不通则出现疲倦乏力。气行则血行，气虚、气不足则导致血行不畅，气机失调，阴阳不交、营卫不和则出现不寐、汗多，故用丹参、川芎、益母草、当归活血，阿胶补血养血，加上川楝子疏肝行气开郁，此为调理气血而设，攻补同施，行气化瘀俱备，用以纠正机体的气虚血瘀。半夏泻心汤中法半夏、黄芩辛开苦降、调畅气机，使膏方补而不腻，利于吸收，配合络石藤、鸡血藤加强活血行血，使气机调畅。

（张万年　整理）

3 慢性疲劳综合征（虚劳——脾肾阳虚、湿阻中焦）

李某，女，42 岁，教师。2020 年 11 月 20 日初诊。

【主诉】疲倦乏力 1 年，加重 3 个月。

【现病史】患者 1 年前无明显诱因出现疲倦乏力，精神状态不佳，时有头晕、健忘。在多家三甲医院就诊，自诉服中药数百剂，症状时好时坏。近 3 个月来疲倦乏力加重，易感冒、怕冷、四肢不温、四肢末梢有麻木感，胃脘部隐痛喜按，伴有嗳气，口干不苦，喜饮温水，腰部酸痛僵硬，纳可，眠差，难入睡，大便每日 1～2 次、质烂，小便正常。

【望诊】舌淡，边有齿印，苔白腻，

【切诊】脉细濡。

【既往史】自诉尿酸高，未见具体报告。否认高血压、糖尿病等其他病史。

【经带胎产史】已婚已育，育有 1 子，体健。14 岁初潮，月经周期基本规律，月经量近一年逐渐减少。末次月经：2020 年 11 月 2 日至 11 月 7 日。

【辅助检查】2020 年 7 月胃镜提示慢性浅表性胃炎，碳 13 呼气试验阴性。

【诊断】

中医诊断：虚劳（脾肾阳虚、湿阻中焦）。

西医诊断：慢性疲劳综合征。

【证候分析】本例患者属于脾肾阳虚、湿阻中焦证。脾肾阳气虚衰，不能温煦肢体，故见四肢不温、怕冷；脾阳虚衰，脾失健运，胃气上逆，则嗳气、泛酸、胃脘隐痛喜按；脾阳亏虚，化源不足，气虚血少，气血不能濡养肢体则疲倦乏力，四肢麻木；气血不足，脑髓失养则头晕、健忘、失眠；腰为肾之府，肾阳不足则腰酸。舌淡、边有齿印、苔白腻、脉细濡均为脾肾阳虚、湿阻中焦之象。

【首诊处方】

生晒参 15 g	干姜 10 g	炒白术 15 g	炙甘草 10 g
大枣 15 g	桂枝 10 g	山茱萸 10 g	熟地黄 15 g
泽泻 10 g	牡丹皮 10 g	山药 20 g	茯苓 20 g
炒薏苡仁 30 g			

共 14 剂，每日 1 剂，每日 2 次，水煎服，早晚饭后 1 小时温服。

首诊处方以理中汤合肾气丸加减作为开路方，方中以干姜温运中焦，祛散寒邪，恢复脾阳；生晒参补元气，振奋脾胃功能；炒白术、炒薏苡仁健脾祛湿；熟地黄、山茱萸、山药补肝脾、益精血，精能化气，气生则肾气得充；茯苓、泽泻、牡丹皮调和肝脾，降泻肾浊；佐以桂枝以温肾助阳，行水化气。

【二诊】2020 年 12 月 6 日复诊，患者诉精神略好转，午后仍然疲乏，胃脘部隐痛消失，嗳气减少，睡眠略有改善，入睡稍快，但早醒多梦，似睡非睡，怕冷未见明显改善，大便成形，1 日 1 行，舌淡红、边有齿印，苔白稍腻，脉细濡。

【二诊处方】在首诊处方基础上加入熟附子 10 g，在原方温阳健脾基础上增强温肾壮阳之力。此诊予患者中药 14 剂配合膏方服用。

【膏方处方】

生晒参 120 g	茯苓 120 g	白术 120 g	干姜 80 g
熟地黄 120 g	山茱萸 100 g	牡丹皮 80 g	泽泻 80 g
熟附子 30 g	山药 100 g	黄芪 120 g	桂枝 90 g
白芍 90 g	大枣 100 g	防风 60 g	杜仲 100 g
牛膝 100 g	巴戟天 100 g	菟丝子 100 g	补骨脂 100 g
酒黄精 100 g	枸杞子 100 g	当归 80 g	薏苡仁 100 g
车前子 100 g	茯神 100 g	合欢皮 100 g	首乌藤 120 g
珍珠母 100 g	法半夏 80 g	黄连 50 g	黄芩 100 g
藿香 60 g	厚朴 120 g	炙甘草 60 g	丹参 100 g
陈皮 50 g	麦芽 50 g	紫河车 50 g	炒酸枣仁 100 g

另加：鹿角胶 80 g，阿胶 80 g，饴糖 150 g，黄酒 80 mL。

嘱第一周每日1次，每次1小勺（约20g），第二周开始每日2次，开水冲服，经期停服。

【三诊】2021年2月3日复诊，患者服用膏方后，疲倦乏力较前明显缓解，精神转佳，胃脘部已无疼痛及嗳气，四肢怕冷的情况明显改善。现正值寒冬，手脚已不冰凉，睡眠好转，舌淡红，苔白，脉细，余症同前。病有转机，遂以原膏方续服2个月，服法同前。

【随访】2021年5月随访，至此已经服用膏方4个多月，颜面红润有光泽，不再怕冷，睡眠趋于正常，无腰酸腰痛，纳眠可，二便正常。

【按语】慢性疲劳综合征是一种全身脏腑气血功能失调的病前状态，中医诊断属虚劳。本例患者1年前开始出现疲倦乏力，平素易感冒、怕冷，伴有四肢不温，胃脘部不适，嗳气，腰部酸痛不适，难入睡，舌淡、边有齿印，苔白腻，脉濡细。该患者症状虽多，但其病机则为脾肾阳虚，阳虚导致水湿内停，故治宜温脾散寒，固肾壮阳，兼以祛湿。

先后共用28剂理中汤合肾气丸加减作为开路方，打开脾胃气机，鼓舞肾气，为后续膏方进补打下基础。而后以理中丸、肾气丸、黄芪建中汤合半夏泻心汤加减制成膏方，方中黄芪、白术、生晒参温阳健脾益气；杜仲、牛膝、巴戟天、菟丝子、补骨脂补益脾肾之阳；鹿角胶、紫河车温补肝肾，益精养血；车前子利水通阳。"孤阳不生，独阴不长"，配合熟附子、桂枝温补肾阳，能于水中补火，益火之源，鼓舞肾气。"善补阳者，必于阴中求阳，则阳得阴助，而生化无穷"，故补阳之中，多兼以补阴，同时，补阳之药每多辛燥，容易翊伤肾阴，因此，以酒黄精、枸杞子、山茱萸、山药滋补肾阴，壮水之主，阴中求阳，使阳有所化。

此外，方中配合半夏泻心汤调畅气机，其中法半夏苦辛燥，降逆和胃消痞，既能运脾又能和胃；黄芩、黄连苦寒清降和胃；干姜辛热温中散寒，寒热并用，辛开苦降，助胃降脾生。在半夏泻心汤中再加藿香芳化之品，使湿去阳升，效果更佳。佐以炒酸枣仁、茯神、合欢皮、首乌藤疏肝解郁，养心安神。

诸药合用，使水火得其养，阴阳协调，则肾气充足，诸症自除。

（张万年 整理）

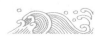

何某，女，55 岁，企业老板。2021 年 3 月 20 日初诊。

【主诉】疲倦、失眠 5 年。

【现病史】患者于 5 年前因工作繁重开始出现入睡困难，眠浅，易醒，醒后难于入睡，白天自觉疲倦无力，曾反复就诊于当地门诊（具体诊疗情况不详）。自服安眠药及一些保健品效果欠佳，遂来诊。现症见：患者神疲乏力，诉平素烦躁易怒，双目干涩，偶有潮热感，记忆力下降，晨起腰酸痛，胃脘部胀闷不适，嗳气则舒，无腹痛，无反酸胃灼热，口干口苦，纳可，大便干，每日 1～2 次，小便正常。

【望诊】神疲，精神憔悴，舌干红，苔少。

【切诊】脉沉细数。

【既往史】慢性糜烂性胃炎病史，否认高血压、糖尿病病史。

【经带胎产史】已婚已育。育有 1 子，15 岁初潮，既往月经规律，已绝经 3 年。

【辅助检查】2021 年 1 月 7 号胃镜检查提示慢性胃炎；腰部 MR 检查提示腰椎间盘轻度膨出，腰椎退行性变。

【诊断】

中医诊断：虚劳（肝阴虚）。

西医诊断：慢性疲劳综合征。

【证候分析】肝阴虚清窍失养，故两目干涩，阴虚阳旺，肝阳化风，则急躁易怒、时有潮热感；肝肾同源，肝藏血，肾藏精，精血同生，肝阴不足势必影响到肾阴，故记忆力下降、腰酸，阴津不足，则口干、大便干。

【首诊处方】

柴胡 10 g	白芍 10 g	陈皮 10 g	川芎 10 g
香附 10 g	当归 10 g	女贞子 15 g	墨旱莲 15 g
熟地黄 15 g	酸枣仁 10 g	知母 10 g	茯苓 15 g
丹参 15 g	炙甘草 6 g		

开路方 14 剂，水煎服，每日 1 剂，每日 2 次，早晚饭后 1 小时温服。

首诊处方以补肝汤合柴胡疏肝散作为开路方，方中当归、川芎、熟地黄、白芍、女贞子、墨旱莲滋阴柔肝。"虚烦虚劳不得眠，酸枣仁汤主之"，用酸枣仁汤养血安神、清热除烦，尤其适合于肝阴不足、虚热内扰而引起的失眠。

【二诊】2021 年 4 月 6 日复诊，患者自诉疲倦稍有好转，胃脘部胀满减轻，睡眠略有改善，入睡时间较前缩短，但仍然易醒，似睡非睡，烦躁、口干减轻。大便正常，每日 1 行，舌红，苔薄白，脉沉细数。本诊拟膏方治疗。

【膏方处方】

熟地黄 120 g	山茱萸 100 g	山药 80 g	牡丹皮 80 g
泽泻 80 g	茯苓 100 g	知母 120 g	黄柏 80 g
五味子 50 g	酸枣仁 100 g	合欢皮 100 g	首乌藤 150 g
牛膝 100 g	杜仲 100 g	千斤拔 150 g	续断 100 g
桑寄生 120 g	沙参 100 g	麦冬 100 g	百合 150 g
女贞子 100 g	墨旱莲 100 g	酒黄精 100 g	枸杞子 120 g
法半夏 100 g	柴胡 80 g	黄芩 100 g	炙甘草 80 g
党参 150 g	大枣 150 g	浮小麦 150 g	川芎 80 g
丹参 100 g	陈皮 50 g	麦芽 50 g	白芍 100 g
当归 80 g	石斛 80 g	佛手 80 g	柿蒂 120 g

另加：龟甲胶 100 g，阿胶 80 g，饴糖 150 g，黄酒 80 mL。

嘱患者每日服用膏方 2 次，每次 1 小勺（约 20 g），开水冲服。

【三诊】2021 年 6 月 15 日复诊，患者服用膏方 2 个月后，疲倦乏力较前明显缓解，腰部酸痛减轻，精神转佳，睡眠改善，脘腹胀满及嗳气消失，腰痛腰酸明显减轻，双目干涩缓解，舌淡红，苔薄白，脉弦细，病有转机，遂以原方去柿蒂、五味子，考虑岭南地区春天气候潮湿，再加赤小豆、马齿苋、鸡矢藤等道地南药。

【膏方处方】

熟地黄 120 g	山茱萸 100 g	山药 80 g	牡丹皮 80 g
泽泻 80 g	茯苓 100 g	知母 120 g	关黄柏 80 g
炒酸枣仁 100 g	合欢皮 100 g	首乌藤 150 g	牛膝 100 g
杜仲 100 g	千斤拔 150 g	续断 100 g	桑寄生 120 g
沙参 100 g	麦冬 100 g	百合 150 g	女贞子 100 g
墨旱莲 100 g	酒黄精 100 g	枸杞子 120 g	法半夏 100 g
柴胡 100 g	黄芩 100 g	炙甘草 80 g	党参 150 g
大枣 150 g	浮小麦 150 g	川芎 80 g	丹参 100 g
陈皮 30 g	麦芽 50 g	石斛 80 g	佛手 80 g
赤小豆 100 g	马齿苋 150 g	鸡矢藤 100 g	
白花蛇舌草 200 g			

另加：龟甲胶 100 g，阿胶 50 g，饴糖 150 g，黄酒 60 mL。

服法同前。

【四诊】 2021 年 8 月 20 日复诊，患者心情愉快，自诉无任何不适，自开始服用膏方以来，疲倦乏力消失，睡眠基本改善，腰腿较前明显有力，考虑冬天已至，特来开膏方冬季进补。

【膏方处方】

人参 150 g	熟地黄 200 g	山茱萸 200 g	山药 150 g
牡丹皮 120 g	泽泻 120 g	茯苓 150 g	知母 120 g
酸枣仁 100 g	合欢皮 100 g	首乌藤 120 g	牛膝 120 g
杜仲 120 g	千斤拔 150 g	续断 150 g	桑寄生 150 g
沙参 100 g	麦冬 100 g	百合 150 g	女贞子 100 g
墨旱莲 100 g	酒黄精 150 g	枸杞子 120 g	法半夏 100 g
柴胡 100 g	黄芩 100 g	炙甘草 80 g	大枣 150 g
菟丝子 100 g	川芎 80 g	丹参 150 g	紫河车 80 g
陈皮 50 g	麦芽 100 g	石斛 80 g	佛手 80 g

另加：龟甲胶 120 g，阿胶 120 g，饴糖 200 g，黄酒 120 mL。

服法同前。

【随访】患者陆续服用膏方半年余，现在各方面好转，精力较前明显充沛，纳眠正常，二便调。打算每个季节来1次门诊开膏方继续调补。

【按语】《内经》云"年四十而阴气自半"，女子"七七任脉虚，太冲脉衰少，天癸竭，地道不通"。患者年五十五，经血已断，肝肾始亏，加之工作劳累，暗耗阴津，因此出现疲倦乏力、双目干涩、口干、大便干；肝肾同源，因此出现腰酸疼、记忆力减退等肾阴虚表现；阴虚则阳亢，故急躁易怒。患者素有慢性胃炎病史，肝胃不和，少阳枢机不利，则见胃脘部胀满不适；胃气不降，则见嗳气。四诊合参皆为肝阴不足，阴虚有内热之象。

"形不足者，温之以气；精不足者，补之以味。"以补肝汤、知柏地黄汤合小柴胡汤加味以滋肝肾之阴，调少阳枢机，乃收气充血畅、气血调和之功。方中女贞子、墨旱莲均为滋补肝肾之阴要药，药性平和，既不燥热，又不滋腻；酒黄精、枸杞子二药合用，补阴之中有助阳之力，补气之中具填精之功，且现代药理学研究发现这两味药具有抗疲劳作用；沙参、麦冬、石斛滋补肺胃之阴；当归、白芍、熟地黄、川芎、阿胶、龟甲胶补血调血，几药合用，共奏补肝血、养肝阴之功；配伍杜仲、牛膝、桑寄生、续断、千斤拔、菟丝子等加强壮腰补肾之功，寓阳中求阴之意；紫河车温肾补精，益气养血，常用于虚劳羸瘦。患者平素胃脘部胀满不适，睡眠不好，少阳枢机不利，故以小柴胡汤中柴胡、黄芩和解少阳，辛苦并进以顺升降，使脾胃的气机升降得以平衡；佐以养肝解郁，养心安神之酸枣仁、百合、茯苓、合欢皮、首乌藤。诸药相配，动静结合，以扶正为主，补而不滞，最终达到阴平阳秘的状态。

在膏方应用中，陈瑞芳特别注意因时、因地、因人而异，三因制宜，岭南地区多湿多热，易受湿邪阻滞，故三诊膏方处方减阿胶用量，再加赤小豆、马齿苋、鸡矢藤等道地南药，处方随季节气候不同而做适当调整，屡屡见效。

（张万年　整理）

王某，男，27 岁，程序员。2020 年 11 月 18 日初诊。

【主诉】易疲倦伴记忆力下降 2 年余。

【现病史】患者自诉近 2 年全身乏力，容易疲倦，动辄汗出，少气懒言，时感头晕，记忆力下降。毕业 4 年来甚少有体育锻炼，加班时间偏多。食欲不振，食后腹部坠胀，大便稀溏不成形、每日 1 ～ 2 次。容易感冒，平均 2 个月感冒 1 次。入睡尚可，眠浅易醒。要求膏方调理体质。

【望诊】患者面色少华，舌色淡红，胖嫩少苔，舌边见齿痕。

【闻诊】语音低微。

【切诊】脉细。

【既往史】5 年前行近视飞秒激光术，视力恢复理想。余无特殊病史。

【辅助检查】2020 年底全身体检各指标未见异常，体质辨识属于气虚质。

【诊断】

中医诊断：虚劳（肺脾气虚）。

西医诊断：慢性疲劳综合征。

【证候分析】肺气虚则表卫不固、短气自汗、少气懒言，肺主皮毛，肺虚则腠理不密易感外邪。脾虚失于健运，胃肠的纳谷及传化功能失调，故饮食减少，食后胃脘不舒，大便溏薄。脾虚不能化生水谷精微，气血来源不足，形体失养，故倦怠乏力、舌淡、脉细。

【首诊处方】

生晒参 15 g	茯苓 15 g	白术 15 g	黄芪 15 g
防风 10 g	薄树芝 15 g	麻黄根 10 g	浮小麦 30 g
甘草 5 g	煅牡蛎 30 g（先煎）		

共 14 剂，水煎服，每日 1 剂，每日 2 次，于餐后 2 小时服用。嘱其规律作息，适当增加户外运动。

首诊处方以四君子汤合玉屏风散加减，生晒参、茯苓、白术、甘草合为四君子汤补益健脾，黄芪、白术、防风益气固表，外加煅牡蛎、麻黄根、浮小麦敛汗，佐以薄树芝补益肺肾、养胃安神，能提高人体免疫力，起到扶正的作用。

【二诊】2020年12月9日复诊，患者服汤药后自觉精神状态较前略有改善，汗出减少，仍有腹胀，大便不成形，舌淡胖嫩，苔薄白，脉细。近2周未感冒，患者欲用膏方调理。此诊予患者汤药和膏方配合服用。

【二诊处方】

党参20 g	法半夏10 g	黄芩10 g	黄连5 g
干姜5 g	大枣15 g	黄芪20 g	白术10 g
防风10 g	浮小麦30 g	甘草10 g	

共14剂。

【膏方处方】

生晒参100 g	黄芪150 g	丹参100 g	防风100 g
党参150 g	茯苓150 g	白术120 g	浮小麦180 g
糯稻根150 g	甘草80 g	法半夏100 g	黄芩100 g
黄连50 g	大枣120 g	枳实100 g	柴胡100 g
白芍100 g	生地黄120 g	熟地黄120 g	山药150 g
山茱萸100 g	牡丹皮100 g	泽泻100 g	枸杞子150 g
黄精150 g	郁金100 g	合欢皮150 g	薄树芝100 g
鸡血藤150 g	广东神曲150 g	五指毛桃300 g	

另加：饴糖150 g，龟板胶80 g，阿胶80 g，黄酒80 mL。

嘱患者每日上午服膏方1次，每次1小勺（约20 g），用温水冲服。下午服中药1次，一剂中药分2日服用。

【三诊】2021年1月20日复诊，膏方调理1个多月后，患者自感精神状态佳，食欲好转，无腹胀，大便成形，每日1行。近2个月未见感冒，汗出明显减少，偶感头晕，患者要求膏方巩固疗效，故守原方继续膏方调养2个月，每日上午服膏方1次即可。

【随访】患者服膏方2个月后精神状态佳，食欲可，大便规律成形，每日1行，汗出明显减少，从初诊至2021年6月未见感冒。

【按语】该患者属于典型的亚健康状态，其体检各项指标均未见异常，但自觉气短乏力、易疲倦，且易感冒。时值冬季，应用膏方调理疗效显著。患者工作强度大，作息不规律，经常熬夜，且患者工作地处于岭南湿热之地，湿邪最易犯脾，脾失健运，易出现少气懒言、倦怠乏力、腹胀便溏之症。

膏方处方则由四君子汤、六味地黄丸、半夏泻心汤、玉屏风散等加减化裁而成，四君子汤为益气健脾的经典方剂，生晒参大补元气，为补益肺脾的要药，对于亚健康人群的调理效果极佳。加入六味地黄丸及黄精、枸杞子补益肝肾，提高出膏率。半夏泻心汤辛开苦降，善于调理气机，有利于膏方的吸收；方中甘草、枳实、柴胡、白芍合为四逆散，具有疏肝理脾之效，使气机通畅，气血生化有源，以期阴平阳秘。同时加入岭南道地药材五指毛桃祛湿，以利于脾之健运。玉屏风散功在固表止汗。另加入糯稻根、浮小麦敛汗，薄树芝补益肺肾，提升机体免疫力。

中医强调阴平阳秘，精神乃治，正气存内，邪不可干。陈瑞芳运用膏方调理亚健康，遵从三因制宜，因人、因时、因地不同，寒热并用、气血同调，多用半夏泻心汤、黄芪建中汤等为主方进行加减，以起到辛开苦降、调畅气机、补益气血之效。

（张小可　整理）

张某，男，70 岁，退休人员。2019 年 11 月 1 号初诊。

【主诉】 倦怠乏力 3 年余，加重 1 周。

【现病史】 倦怠乏力，面色萎黄，饮食减少，食后脘闷不舒，嗳气，纳呆，时有喘促短气、动则更甚，腰背酸痛，遗精阳痿，畏寒肢冷，大便溏薄。

【望诊】 倦怠乏力，面色萎黄，舌淡，苔薄。

【切诊】 脉沉细。

【既往史】 否认高血压、糖尿病、冠心病等慢性病史，否认药物、食物过敏史。

【辅助检查】 2019 年 9 月体检肝胆脾彩超未见异常，胃镜、肠镜未见明显占位性病变。

【诊断】

中医诊断：虚劳（脾肾两虚）。

西医诊断：疲劳综合征。

【证候分析】 脾主肌肉，脾虚则肌肉失于荣养，故形体消瘦而乏力。脾胃为水谷之海，虚则气血生化乏源，气虚血亏，故面色萎黄而神疲倦怠。脾居中焦，职司健运，中气不足，运化无权，故大便溏薄。肾脏阳气亏虚，精关不固，不能秘藏，则为遗精滑泄。阳气不能温煦振奋，故恶寒肢冷。腰为肾之府，肾阳不足，无以温煦督脉，故为腰酸背痛。舌淡，苔薄，脉沉细均为脾肾两虚之佐证。

【首诊处方】

党参 15 g	茯苓 15 g	白术 15 g	炙甘草 10 g
神曲 15 g	法半夏 10 g	陈皮 5 g	麦芽 15 g
金樱子 10 g	桑螵蛸 15 g		

共 7 剂，每日 1 剂，每日 2 次，水煎服，饭后温服。

四君子汤健脾益气，法半夏、陈皮降逆止呕，神曲、麦芽健胃消食，加金樱子、桑螵蛸固精止遗。

【二诊】2019 年 11 月 8 日复诊，患者倦怠乏力较前减轻，遗精次数减少，纳增，食后脘闷不舒及喘促减少，仍有腰背酸痛、畏寒肢冷、大便烂、舌淡、苔薄、脉沉细。

【二诊处方】

党参 15 g	茯苓 15 g	白术 15 g	炙甘草 10 g
法半夏 10 g	陈皮 5 g	金樱子 10 g	桑螵蛸 15 g
山茱萸 10 g	五味子 10 g		

共 7 剂，每日 1 剂，水煎服，每日 2 次，饭后温服。

一诊处方后患者症状减轻，仍有脾肾两虚之症，加用山茱萸、五味子加强固精止遗之效。

【三诊】2019 年 11 月 15 日复诊，患者倦怠乏力明显减轻，面色好转，嗳气基本无，有食欲，仍进食少，喘促继减，腰背酸痛、遗精阳痿、畏寒肢冷均较前减轻，大便烂，舌淡，苔薄，脉弱。开膏方巩固疗效，并缓图显功。

【膏方处方】

山药 150 g	炙甘草 100 g	当归 100 g	桂枝 80 g
生地黄 100 g	神曲 100 g	党参 150 g	川芎 100 g
白芍 150 g	白术 100 g	麦冬 100 g	杏仁 100 g
防风 100 g	柴胡 100 g	桔梗 100 g	茯苓 150 g
干姜 50 g	白蔹 100 g	金樱子 100 g	桑螵蛸 100 g
杜仲 150 g	牛膝 100 g	补骨脂 150 g	山茱萸 100 g
淫羊藿 100 g	巴戟天 100 g	大枣 80 g	

另加：黄酒 80 mL，鹿角胶 50 g，龟甲胶 50 g，阿胶 80 g，饴糖 250 g。

服用方法：每日 1～2 次，每次 1 小勺（约 20 g），开水冲服。

【随访】2020 年 1 月 4 日，患者服用膏方后疲倦乏力明显改善，面色红黄隐隐，食欲改善，腰背酸痛、遗精阳痿、畏寒肢冷均较前明显减轻，大便成形，每日 1 行。

嘱咐患者不宜过劳，凡事量力而行，按时作息，规律饮食，营养均衡，适度舒展身体，以八段锦、太极拳为主，心情平和舒畅，安享晚年。

【按语】慢性疲劳综合征是一种持续身心疲劳的状态，伴有失眠、思维不集中、身痛、发热等多种神经精神症状，是以严重影响体力、脑力活动为主要表现的综合征，是亚健康的一种特殊表现。

薯蓣丸出自《金匮要略·血痹虚劳病脉证并治》，主治"虚劳诸不足，风气百疾"。该方由十全大补汤、炙甘草汤、小柴胡汤等合方加减而成，药物虽多，但结构严谨。方中重用薯蓣即山药，以山药为君，《神农本草经·彩色图鉴》云薯蓣"主伤中，补虚羸，除寒热邪气，补中，益气力，长肌肉，强阴"，为补虚要药，与四君子汤共奏益气温中、补益脾胃之功，体现了虚劳以强调脾胃论治的思路，"肾为先天之本""脾胃为后天之本"。合以八珍汤补益气血，阿胶、麦冬养血滋阴，柴胡、桂枝、防风、白蔹祛风散邪，杏仁、桔梗疏利气机。诸药相伍，共奏补虚祛风、扶正祛邪之功。加用金樱子、桑螵蛸、杜仲、山茱萸、补骨脂益肾固精，淫羊藿、巴戟天补肾阳。肾与脾之间相互资生、相互促进，故可通过改善脾胃功能充养后天之精，使肾中的先天之精得到充养和改善，达到"先天促后天，后天养先天"的效果。白蔹清热解毒、防辛热药物热扰神明，神曲消食化滞，体现陈瑞芳时时注意顾护后天之本；方中小柴胡汤调畅气机，使气血补而不滞；炙甘草汤益气滋阴、通阳复脉。全方立足中焦，以培补脾胃为主，兼顾益肾，以解长期慢性虚损所致的五脏气血阴阳俱虚、风气百疾的病理状态。由于虚劳病机复杂、且病程长，宜用膏剂平缓补之，以避免峻补造成壅滞而又生新邪。用阿胶、鹿角胶、龟甲胶、饴糖收膏，阴阳双补，黄酒温中通络，以助药性，全方共奏补益脾肾之功。

（孙德宣　整理）

刘某，女，38 岁，教师。2019 年 9 月 20 日初诊。

【主诉】人工流产术后腰酸胀痛 3 周余。

【现病史】3 周前行人工流产术，术后出现疲乏、腰酸、胀痛等不适，久站后疼痛明显，平素常有手脚冰冷、腹胀、嗳气、口干，纳一般，睡眠稍差，夜梦多，小便可，大便 2 日 1 行，质硬。现为进行调理，遂来治未病门诊就诊。

【望诊】体型中等，面色白，舌淡，苔薄白。

【切诊】脉沉细。

【既往史】3 周前曾在妇科门诊行全麻下人工流产术。否认高血压、糖尿病病史。

【经带胎产史】已婚，育有 1 子。恶露已经干净，月经未至。

【辅助检查】2019 年 9 月子宫附件彩超显示子宫附件无明显异常。

【诊断】

中医诊断：腰痛病（脾肾亏虚）。

西医诊断：人工流产术后。

【证候分析】患者人工流产术后肾虚腰府失养，气血运行失调，脉络拘急，发生腰痛。患者平素上课需要久站，腰府劳累太过，日常饮食不节，导致脾胃虚弱，气血生化乏源，脾肾亏虚则疲乏、手脚冰冷，脾虚失运则腹胀、嗳气，气血不足不能濡养心神则失眠多梦，肾虚则阴津不足而口干。舌淡苔薄白、脉沉细均为脾肾亏虚之象。

【首诊处方】

熟地黄 15 g	生地黄 15 g	山药 15 g	山萸萸 15 g
枸杞子 10 g	杜仲 15 g	菟丝子 10 g	当归 10 g
酸枣仁 10 g	桑寄生 15 g	千斤拔 15 g	

共 7 剂，水煎服，每日 1 剂，每日 2 次，于餐后 1 小时服用。嘱咐患者用药期间忌食生冷、辛辣刺激食物，勿暴饮暴食，平素注意腰腹部保暖，日

常佩戴保健腰带。

首诊处方以右归丸加减，温阳补肾，健脾益气。加桑寄生、千斤拔益肝肾，强筋骨。

【二诊】2019年9月27日复诊，患者服药后腰酸、腰痛、腹胀等症状较前缓解，但仍觉疲乏、偶有腰酸，纳一般，二便可，仍易醒，浅眠。舌淡、苔薄白，脉沉。

患者服药后症状改善，建议患者服用膏方调理，标本兼治。

【膏方处方】

熟地黄100 g	山茱萸100 g	山药100 g	牡丹皮100 g
泽泻100 g	茯苓100 g	党参100 g	菟丝子100 g
桑寄生100 g	千斤拔100 g	续断100 g	杜仲100 g
枸杞子100 g	法半夏100 g	黄芩100 g	黄连50 g
大枣100 g	女贞子100 g	墨旱莲100 g	炙甘草80 g
三七50 g	白芍150 g	麦冬100 g	五味子50 g
人参100 g	灯心草10 g	黄精100 g	陈皮50 g
生地黄100 g	茵陈100 g	鸡内金80 g	厚朴80 g
枳实100 g	五指毛桃150 g		

另加：鹿角胶50 g，龟甲胶50 g，阿胶150 g，黄酒150 mL，蜂蜜250 g。

嘱患者每日上午服膏方1次，每次1小勺（约20 g），用温水冲服，月经期暂停服用膏方。服用膏方期间若有咽干、大便硬等情况，可以自行服用淡盐水、雪梨等。

【三诊】2019年11月29日复诊，患者经岭南膏方调理后，现精神明显好转，腰酸、腰痛症状基本缓解，无腹胀，纳可，无口干，大便每日行1～2次，成形，眠一般。舌淡，苔薄白，脉沉。患者希望继续调理，故守原方继续膏方调养至次年2月初。

【按语】肾为腰府，肾主骨髓，充养腰部。患者人工流产术后，气血亏损，肾之精气亏虚，骨髓不充，腰脊失养，故腰部酸软、胀痛，发为腰痛病。劳则耗气，故腰酸、腰胀遇劳加重。患者产后未能及时补养肾脏，导致肾元受损，体内阴阳失衡，肾阳不足，影响脾阳运化水湿功能，脾胃失和，阳气不足，故见腹胀；肾阴亏虚，阴不敛阳，虚火上炎，扰乱心神，故见失眠、夜梦。舌淡，苔薄白，脉沉为脾肾亏虚之象。

肾为先天，脾为后天，二脏相济，温运周身。肾虚日久，不能温煦脾土，常导致脾气亏虚，故临床上肾虚证多伴有脾虚表现。这一点也符合五脏相关理论。《证治汇补·腰痛》云："治惟补肾为先。而后随邪之所见者以施治。标急则治标，本急则治本。初痛宜疏邪滞，理经隧。久痛宜补真元，养血气。"

陈瑞芳治疗该病证，从体质、证、病特点入手，三者结合，综合分析，运用岭南膏方剂型，以右归丸补益肾虚、二至丸配灯心草、龟甲胶滋阴潜阳以降心火，半夏泻心汤配茵陈，健脾化湿，调和阴阳，又加桑寄生、续断等药物补益肝肾，调理产后之虚，以补冲任，调天癸，使月经恢复正常。右归丸温补肾阳、填精益髓，方中鹿角胶温肾阳、益精血；熟地黄滋阴补肾，山茱萸、枸杞子养肾阴，山药补脾，四者养肝补肾健脾，取"阴中求阳"之意义；菟丝子、杜仲补肝肾、强腰膝；桑寄生、千斤拔益肝肾，强筋骨。当归补血养肝，"益火之源，以培右肾之元阳"。法半夏性温，散结消痞、降逆止呕；黄芩、黄连苦寒，清热祛湿；党参、大枣甘温健脾益气，其组成半夏泻心汤辛开苦降，寒热平调，健脾养血。墨旱莲、女贞子补肾养阴，阴阳双调。全方标本兼治，综合考虑体质、证、病三者，故疗效显著。

（常少琼　整理）

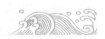

高某，女，50岁。2021年8月1号初诊。

【主诉】 反复入睡困难10年，加重1周。

【现病史】 患者10余年来反复出现心烦不寐，入睡困难，易醒，醒后难再入睡，时有彻夜难眠，心悸多梦，伴头晕耳鸣，面色潮红，腰膝酸软，潮热盗汗，五心烦热，咽干少津，舌质红，苔薄黄，脉细数。

【望诊】 面色潮红，舌质红，苔薄黄。

【切诊】 脉细数。

【既往史】 否认高血压、糖尿病、冠心病等慢性病史，否认药物、食物过敏史。

【辅助检查】 2021年7月查脑电图未见明显异常。

【诊断】

中医诊断：不寐（心肾不交）。

西医诊断：睡眠障碍。

【证候分析】 心主火，肾主水，肾水上升，心火下降，水火既济，心肾交通，睡眠才能正常。《清代名医医案精华·陈良夫医案》对此有所论述："心火欲其下降，肾水欲其上升，斯寤寐如常矣。"此患者病久，肾精耗伤，水火不济，则心阳独亢、心阴渐耗、虚火扰神、心神不安、阳不入阴，因而不寐。

【首诊处方】

熟地黄15 g	山药15 g	山茱萸10 g	泽泻10 g
茯苓10 g	牡丹皮10 g	黄连5 g	炙甘草6 g
肉桂3 g（焗服）		生龙骨30 g（先煎）	
磁石15 g（先煎）			

共7剂，每日1剂，水煎服，每日2次，饭后温服。嘱咐患者用药期间忌食生冷、辛辣刺激食物，并注意保持心情舒畅。

首诊处方以六味地黄丸和交泰丸作为开路方，取交通心肾之义，重在滋肾阴以涵心火，加用生龙骨、磁石重镇安神，炙甘草调和诸药。

【二诊】2021年8月15日复诊，患者睡眠较前改善，无彻夜难眠情况，仍心烦，入睡困难，易醒，醒后难再入睡，心悸多梦，伴头晕耳鸣，腰膝酸软，潮热盗汗，五心烦热，咽干少津，舌淡红，苔薄黄，脉细数。

【二诊处方】

熟地黄15 g	山药15 g	山茱萸10 g	泽泻10 g
茯苓10 g	牡丹皮10 g	黄连5 g	女贞子15 g
灯心草1 g	炙甘草6 g	肉桂3 g（焗服）	
生龙骨20 g（先煎）		磁石15 g（先煎）	

共7剂，每日1剂，水煎服，每日2次，饭后温服。

患者睡眠改善，考虑首方有效，效不更方。患者阴虚症状明显，故加用女贞子加强滋阴之力；《本草纲目》曰灯心草"降心火，止血，通气，散肿，止渴"。本方实为增强滋肾阴、降心火之力，续观。

【三诊】2021年8月22日复诊，患者睡眠继续好转，心烦减半，半小时左右入睡，易醒，醒后可再入睡，心悸多梦减轻，汗出少，仍有头晕耳鸣，腰膝酸软，五心烦热，咽干少津减轻，舌淡红，苔薄白，脉细数。

【膏方处方】

熟地黄200 g	山茱萸150 g	山药150 g	牡丹皮100 g
五味子80 g	泽泻100 g	知母80 g	酸枣仁100 g
茯神100 g	牛膝100 g	杜仲100 g	百合150 g
麦冬150 g	陈皮80 g	合欢皮100 g	牛大力150 g
桑寄生150 g	女贞子150 g	墨旱莲150 g	党参150 g
法半夏150 g	黄芩片100 g	黄连50 g	炙甘草80 g
乌药100 g	麦芽150 g	首乌藤150 g	菟丝子100 g
黄精150 g	五指毛桃150 g		
另加：龟甲胶100 g，阿胶80 g，黄酒80 mL，饴糖150 g。			

嘱患者每日1勺（20 g），温开水冲服。

【随访】2021年9月26日随访，患者基本可安静入睡，偶有烦心事影响睡眠，无彻夜难眠情况发生，偶有夜梦，偶有夜间醒来，均可再入睡，自觉白天精力足够应付工作和生活，无头晕耳鸣，无异常汗出。嘱咐患者舒畅情志，睡前2小时禁食，睡前可阅读旅游、风土民情之类悦心书籍，平时多跟家人朋友欢聚，适量运动，保持健康的生活方式。

【按语】非器质性睡眠障碍指各种心理社会因素引起的非器质性睡眠与觉醒障碍，是一种以失眠为主的睡眠质量不佳的状况，其他症状均继发于失眠，包括难以入睡、睡眠不深、易醒、多梦、早醒、醒后不易再睡、醒后不适感、疲乏，或白天困倦。失眠可引起患者焦虑、抑郁，或恐惧心理，并导致精神活动效率下降，妨碍社会功能。

首诊处方以六味地黄丸合交泰丸加减，滋阴降火，交通心肾。熟地黄滋阴补肾，填精益髓，为君药。山茱萸补养肝肾，并能涩精，取"肝肾同源"之意；山药补益脾阴，亦能固肾，共为臣药。三药配合，肾、肝、脾三阴并补，是为"三补"，但熟地黄用量是山茱萸与山药之和，故仍以补肾为主。泽泻利湿而泄肾浊，并能减熟地黄之滋腻；茯苓淡渗脾湿，并助山药之健运，与泽泻共泄肾浊，助真阴得复其位；牡丹皮清泄虚热，并制山茱萸之温涩。三药称为"三泻"，均为佐药。六药合用，"三补三泻"，其中补药用量重于泻药，是以补为主；肝、脾、肾三阴并补，以补肾阴为主。

膏方中除六味地黄丸外，加用二至丸、半夏泻心汤、酸枣仁汤、交泰丸等。二至丸是补益剂，补阴为主，主要由女贞子、墨旱莲两味药物组成，主要的作用是补益肝肾，滋阴止血。交泰丸由黄连、肉桂两味药物组成，用于心火偏亢，肾阴不足之心烦失眠、多梦怔忡、盗汗遗精等症。有清心火、温肾阳、交通心肾之功。心属火，主藏神，位居于上；肾属水，主藏精，位居于下。在正常情况下，心火下交于肾，以温肾阳；肾水上承于心，以养心阴。心肾交通，水火既济，则百病不生。反之，心火亢于上，肾阳衰于下，则诸症丛生。本方药仅两味，黄连苦寒以清心火，肉桂辛热以温肾阳，有交通心肾的作用。服之可使水火既济，心肾交通，心火、肾水两者，泰然共处，相安无事，故名交泰丸。

泻心者，泻心下之邪也。干姜、法半夏之辛，所以散痞气。黄芩、黄连之苦，所以泻痞热。已下之后，脾气必虚，党参、甘草、大枣所以补脾之虚。菟丝子甘、温，归肾、肝、脾经，具有滋补肝肾、固精缩尿、安胎、明目、止泻之功效，始载于《神农本草经》，被列为上品。甘味一般具有滋补作用，甘辛微温，禀气中和，既可补阳，又可益阴，具有温而不燥、补而不滞的特点。《别录》记载牛膝"疗伤中少气，男子阴消，老人失溺，补中续绝，益精利阴气，填骨髓，止发白，除脑中痛及腰脊痛，妇人月水不通，血结"。陈皮行气，寓补而不滞之意。牛大力，气味甘香，性温和，具有壮阳、养肾补虚、强筋活络、平肝、润肺之功效。乌药温阳，"善补阳者，必于阴中求阳，则阳得阴助而生化无穷；善补阴者，必于阳中求阴，则阴得阳升而泉源不竭"。麦冬养阴生津，五指毛桃健脾补肺，酸枣仁养心安神，合欢皮解郁安神，首乌藤养血安神，桑寄生补肝肾、强筋骨。半夏泻心汤辛开苦降，助脾胃运化，防滋腻之品妨碍脾胃。用阿胶、龟甲胶收膏，滋阴益气。全方共奏滋阴降火、交通心肾之功。

（孙德宣　整理）

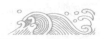

王某，女，56岁，保洁员。2020年4月8日初诊。

【主诉】反复失眠5年，加重6个月。

【现病史】患者反复眠差5年余，难入睡，易醒，醒后难再入睡，睡眠时间约每夜3小时；晨起疲倦乏力，偶见头晕目眩。近半年失眠症状加重，伴有健忘心悸乏力，影响日常生活。现症见：面色㿠白，疲倦，纳呆，诉进食后胃部胀闷不适，夜卧时明显，无恶心呕吐，二便调。

【望诊】舌淡苔白。

【切诊】脉细。

【既往史】无高血压、糖尿病病史。

【辅助检查】2019年12月年度健康体检报告未见明显异常。

【诊断】

中医诊断：不寐（心脾两虚）。

西医诊断：睡眠障碍。

【证候分析】本案属心脾两虚，病属正虚。心主血，脾为生血之源，心脾亏虚，血不养心，神不守舍，故多梦易醒、健忘心悸。气血亏虚，不能上奉于脑，清阳不升，则头晕目眩。血虚不能上荣于面，故面色㿠白，舌色淡。脾失健运，则饮食无味，纳差。血少气虚，故疲倦乏力。脾胃气虚不力运化水谷，故胃部胀闷不适。舌淡苔白、脉细皆为心脾两虚之象。

【首诊处方】

黄芪15 g	当归10 g	龙眼肉15 g	酸枣仁30 g
茯苓15 g	白术10 g	炙甘草6 g	党参15 g
远志10 g	木香10 g	茯神15 g	远志15 g

共14剂，水煎服，每日1剂，每日2次，早晚餐后服用。嘱咐患者用药期间忌食生冷食物，避免劳累熬夜。

首诊处方以归脾汤作为开路方补养心脾、益气安神。

【二诊】2020年4月22日复诊，患者失眠症状缓解，无头晕目眩，纳可，时有腹胀，舌淡苔白，脉细。予膏方调理。

【膏方处方】

生晒参100 g	黄芪100 g	当归100 g	龙眼肉100 g
酸枣仁100 g	茯苓100 g	白术100 g	炙甘草60 g
远志100 g	木香100 g	茯神100 g	远志100 g
丹参100 g	法半夏100 g	黄芩100 g	黄连50 g
大枣100 g	柏子仁100 g	莲子100 g	熟地黄100 g
白芍100 g	五味子50 g	龙骨200 g	牡蛎200 g
浮小麦300 g	厚朴80 g	陈皮50 g	

另加：阿胶100 g，龟甲胶100 g，饴糖150 g，黄酒100 mL。

嘱患者每日早晚各服膏方1次，每次1小勺（约20 g），用温水冲服。同时鼓励患者服药期间精神放松，配合适当运动。

【三诊】2020年5月22日复诊，患者服用膏方期间睡眠良好，无头晕目眩，纳可，二便调。继续予以膏方，巩固疗效。

【随访】患者服用膏方2个月后睡眠改善显著，目前睡眠时间约每夜5小时，睡眠质量尚可，无心悸乏力，无头晕目眩，纳可，二便调。嘱患者适当运动，忌生冷，少思虑，笑口常开。

【按语】失眠又称不寐，本病患者年老体虚，因思虑劳倦太过，伤及心脾，心伤则阴血暗耗、神不守舍，故失眠多梦；因情志所伤，致使中焦脾阳受损，气化不足，而见面色㿠白、疲倦；脾伤则食少纳呆，脾虚运化失职，故见胃部胀闷不适，继而影响睡眠，此所谓"胃不和则卧不安"。本病虽病位在心，而与肝、胆、脾、胃、肾等密切相关，病性属本虚，治疗宜以补养心脾、益气安神。考虑患者病史较久，且因工作关系无法按时复诊，建议患者膏方调理，因其服用方便而又具有长期调理作用，遂予膏方配合中药开路方治疗。

膏方以调补脏腑气血为旨，以归脾汤合半夏泻心汤，配伍养心安神之药而成。方中重用补气药以推动、固摄、化生阴血，佐以补血药以濡养、承载气，所谓"气为血之帅，血为气之母"，方中灵活应用"对药""角药"，如生晒参、黄芪、丹参三药合用可补气健脾、活血安神；茯神、酸枣仁合用宁心安神；配合柔肝滋阴、宁心安神之甘麦大枣汤。考虑岭南地区偏湿偏热，进补膏方易上火的特性，本案膏方搭配半夏泻心汤以寒热平调，辛开苦降，调畅气机，使得全方组方亦静亦动，虽重在补气养血，亦补而不滞。考虑患者首诊胃部不适较明显，正所谓"胃不和则卧不安"，巧用半夏泻心汤诸药，兼顾脾胃。患者夜间症状明显，且病久易夹瘀，故加用丹参活血化瘀，龙骨、牡蛎补益肝肾、镇静安神。三诊患者精神转佳，眠可，疗效显著，续服膏方一料，患者体质已适应膏方调理，故此时可不予开路方。《素问·四气调神大论》云："是故圣人不治已病治未病，不治已乱治未乱，此之谓也。"陈瑞芳临床多注重患者饮食起居及情志之养生，即本例末之医嘱。

（金燕　整理）

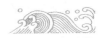

李某，女，43岁，公务员。2015年10月29日初诊。

【主诉】 反复失眠1年余，加重半个月。

【现病史】 患者1年余前开始出现入睡困难，易醒，醒后难再入睡，睡眠时间约每夜3小时，伴晨起疲倦乏力，健忘，偶见头晕头痛，曾多次就诊，先后口服艾司唑仑、酒石酸唑吡坦片等安眠药后效果不佳。近半月患者症状较前加重，睡眠时间每夜1～2小时，伴心悸，现为系统调理，遂至我院门诊就诊。现症见：患者神清，精神疲倦，少气懒言，动则汗出，纳呆，自诉进食后胃部胀闷明显，伴反酸胃灼热，夜卧时明显，无恶心呕吐，无恶寒发热，无咳嗽咳痰，无胸闷心悸，大便溏，小便尚调。

【望诊】 面色㿠白，舌淡，苔薄白，舌边见齿痕。

【切诊】 脉细。

【既往史】 否认高血压、糖尿病、冠心病等慢性病史，否认肝炎、结核等传染病史，否认手术、外伤、输血史，否认食物、药物过敏史。

【个人史】 常年因工作出差、加班，情绪稍焦虑；无工业毒物、粉尘、放射性物质接触史，否认个人冶游史，无烟酒史。

【经带胎产史】 已婚已育，顺产1子。月经初潮14岁，末次月经：2015年10月15日，4～5天/26天，平素月经量偏多，无血块，无乳胀，时有腰酸。

【辅助检查】 2015年9月查血常规示血红蛋白95 g/L。

【诊断】

中医诊断：不寐（气虚）。

西医诊断：睡眠障碍。

【证候分析】 患者因工作原因休息时间不足，劳累过度损及心脾，血不养心，神不守舍，故见难入睡、易醒；气血失养，濡养不足，故见面色㿠白、少气懒言、疲倦、易汗出、心悸等一派虚相；脾失健运，故见便溏。患者气血失和，中焦运化失司，胃失和降，故见胃胀、反酸之象。

【首诊处方】

党参 15 g	白术 10 g	黄芪 10 g	大枣 15 g
炙甘草 10 g	浮小麦 30 g	丹参 6 g	当归 10 g
海螵蛸 15 g	合欢皮 15 g	首乌藤 30 g	茯神 15 g
远志 5 g			

先服中药14剂，水煎服，每日1剂，每日2次，饭后2小时温服。服药期间忌服辛辣刺激及生冷食物。

【二诊】2015年11月11日复诊，患者入睡时间较前缩短，仍见易醒，醒后约1小时可再入睡，梦多，夜间睡眠时间为每夜3～4小时，胃胀、反酸较前明显好转，舌淡，苔薄白，舌边见齿痕，脉细。现为进一步进行膏方调理遂来诊。

【膏方处方】

党参 150 g	黄芪 100 g	白术 100 g	当归 100 g
丹参 100 g	茯神 120 g	酸枣仁 100 g	知母 100 g
杜仲 100 g	牛膝 100 g	山茱萸 100 g	炙甘草 80 g
柴胡 100 g	法半夏 100 g	黄芩 100 g	黄连 50 g
大枣 150 g	浮小麦 300 g	乌药 150 g	海螵蛸 150 g
合欢皮 150 g	首乌藤 200 g	酒黄精 100 g	牡蛎 300 g
龙骨 300 g	石菖蒲 100 g	远志 80 g	百合 100 g
枸杞子 100 g	枇杷叶 100 g	龙眼肉 100 g	木香 80 g
墨旱莲 100 g	女贞子 100 g	麦冬 120 g	五味子 30 g
麦芽 100 g	鸡血藤 100 g		

另加：生晒参100 g，灵芝100 g，龟甲胶80 g，阿胶100 g，黄酒100 mL，饴糖150 g。

服完1周开路方中药后，第二周开始服用膏方，每日1次，每次1小勺（约20 g），开水冲服。

【三诊】2015年12月15日复诊，患者诉夜卧较前改善，仍见反复。入睡时间较前缩短，偶易醒，醒后15～30分钟能再次入睡，睡眠时间约每夜

5 小时；胃脘部不适较前明显好转，偶有嗳气；余无明显不适，大便稍成形，小便调。舌淡红，苔薄白，脉细。治法同前，续服膏方 2 个月。

【随访】患者经膏方调理 4 个月后，睡眠质量明显改善，睡眠时间每夜 6 ～ 7 小时，无夜间苏醒，无发梦；胃脘部胀闷感已基本消失；二便调。情绪转佳，精神可。舌淡红，苔薄白，脉弦。

【按语】不寐又称失眠，本病患者因工作原因劳累过度，耗伤心血，脾气亏虚，气血失养，心神失养，故见失眠；脾气亏虚，气化不足，失于濡养，而见面色㿠白、疲倦；中焦枢机不畅，胃气上逆故见反酸、胃痞，进一步加重失眠，此所谓"胃不和则卧不安"。

本病虽病位在心，而与肝、胆、脾、胃、肾等密切相关，病性属本虚标实。患者失眠病史较长，兼有胃部明显不适，治疗宜益气安神兼理气消胀，考虑患者病史较久，且因工作关系常年出差，建议患者用膏方调理，因其服用方便而又具有长期调理作用。

膏方以调补脏腑气血为旨，方中重用补气药以推动、固摄、化生阴血，佐以补血药以濡养、承载气，所谓"气为血之帅，血为气之母"。方中以归脾汤为主方，生晒参、黄芪、白术、甘草补脾益气以生血，使气旺而血生；当归、龙眼肉补血养心，茯神、酸枣仁、远志宁心安神。同时灵活应用对药、角药，如生晒参、黄芪、丹参三药合用可补气健脾、活血安神；合欢皮、首乌藤合用宁心安神。合用浮小麦、甘草、大枣之甘麦大枣汤以和中养心安神，墨旱莲、女贞子之二至丸以补养肝肾。考虑岭南地区偏湿偏热，故于大堆滋补药中搭配木香理气醒脾，又加入柴胡、黄芩、法半夏、黄连、黄芩之辈，取小柴胡汤、半夏泻心汤之义，和解表里、辛开苦降。考虑患者病久易夹瘀，故加用丹参、鸡血藤活血养血，使得全方组方亦静亦动，虽重在补气养血，亦补而不滞。全方体现了国医大师邓铁涛的"五脏相关"学说，不寐的治疗多须疏肝健脾、调养气血、补益肝肾。

（黄丽娜　整理）

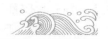

李某，女，45岁，家庭主妇，2018年5月27日初诊。

【主诉】入睡困难1年余。

【现病史】患者1年多前开始出现入睡困难，严重时彻夜不眠，服用安眠药治疗后能入睡，但睡眠质量仍较差，现要求中药调理。现症见：睡眠浅，易醒，醒后难以入睡，每晚睡眠时间3～4小时，胃脘部胀满，纳食一般，小便调，大便黏滞不畅，每日1行。

【望诊】形体偏瘦，面色淡黄无泽，舌暗淡，苔薄白。

【切诊】脉细涩。

【既往史】有2型糖尿病病史。

【经带胎产史】平素月经、白带正常，顺产1女，无流产史。

【辅助检查】心电图及脑电图检查未见异常。

【诊断】

中医诊断：不寐（气虚血瘀）。

西医诊断：睡眠障碍。

【证候分析】该患者形体偏瘦，面色淡黄无泽，胃脘部胀满乃脾胃虚弱、运化失司、胃气不和的表现。脾虚不能运化水湿，湿邪下注大肠，故大便黏滞不畅。气为血帅，气辅血行，气虚无力推动血行，可致血瘀、气血失和、心神失养，故见入睡困难，睡眠浅，易醒，醒后难以入睡。舌淡红，苔薄白，脉弦细为气虚血瘀之象。

【首诊处方】

党参15 g	黄芪10 g	丹参10 g	浮小麦15 g
大枣15 g	甘草6 g	郁金10 g	柴胡10 g
当归10 g	益母草15 g	首乌藤30 g	乌药15 g

先服开路方中药7剂，水煎服，每日1剂，每日2次，于餐后2小时服用。嘱患者用药期间忌食生冷、辛辣刺激食物。

首诊选用调气活血抑邪汤加减作为开路方，方中党参、黄芪、丹参三药合用，补气健脾、养血活血、宁心安神；浮小麦、首乌藤养心安神；大枣、甘草益气和中，补脾柔肝；柴胡、郁金、乌药疏肝解郁、理气消胀；当归、益母草养血活血化瘀。

【二诊】2018 年 7 月 27 日复诊，患者诉睡眠较前改善，每晚睡眠时间 4 ～ 5 小时，仍偶有胃脘部胀满，口干口苦，纳食可，二便调，舌暗淡，苔薄白，脉濡细。

【二诊处方】

党参 30 g	黄芪 10 g	丹参 15 g	鸡内金 10 g
大腹皮 10 g	延胡索 10 g	三七 5 g	茯神 15 g
酸枣仁 10 g	蒲公英 20 g	车前子 15 g	
海螵蛸 15 g（先煎）		砂仁 6 g（后下）	

患者睡眠、排便情况好转，但仍有胃胀，舌苔转黄腻苔，辨证为气虚湿热，遂自拟胃炎方。方中仍用党参、黄芪、丹参调和气血；鸡内金、砂仁、大腹皮健胃消食、化湿醒脾、行气宽中；海螵蛸制酸止痛，延胡索行气活血止痛，三七活血止痛；蒲公英清中焦胃热；车前子旁开支路，使湿从小便而去；茯神、酸枣仁养心安神。全方寒热并用、气血同调。此诊予患者中药 7 剂，配合膏方服用。

【膏方处方】

丹参 100 g	黄芪 100 g	党参 150 g	灵芝 100 g
炙甘草 60 g	白术 100 g	浮小麦 100 g	首乌藤 100 g
茯神 120 g	酸枣仁 100 g	川芎 50 g	知母 100 g
柴胡 100 g	法半夏 100 g	黄芩 100 g	大枣 100 g
黄连 50 g	葛根 300 g	淡豆豉 100 g	灯心草 10 g
白扁豆 100 g	赤小豆 150 g	蒲公英 100 g	白芍 150 g
麦芽 100 g	鸡内金 100 g	枳壳 80 g	枇杷叶 100 g
栀子 80 g	麦冬 100 g	杜仲 100 g	生地黄 100 g
山药 100 g	山茱萸 100 g	牛膝 100 g	枸杞子 100 g
黄精 100 g	大腹皮 10 g	延胡索 100 g	三七 50 g

车前子 150 g   白花蛇舌草 100 g

龙齿 200 g（先煎）   砂仁 60 g（后下）

海螵蛸 150 g（先煎）

另加：生晒参 100 g，龟甲胶 100 g，阿胶 100 g，元贞糖 100 g，
黄酒 100 mL。

嘱患者继续服完 7 剂开路方后开始服用膏方，每日上午服膏方 1 次，每次 1 小勺（约 20 g），用温水冲服。

【随访】患者服膏方调理 1 个月后睡眠较前明显改善，每晚睡眠时间 6～7 小时，醒后能很快再入睡，胃胀症状消失，二便正常。各症状近 3 年未复发。

【按语】本例患者入睡困难 1 年余，西医诊断其属非器质性睡眠障碍范畴，中医诊断属不寐、不得卧、不得眠、目不瞑等范畴。中医认为：脏腑功能失调、营卫不和、卫阳不能入于阴是不寐的主要病机所在。正如《灵枢·大惑论》曰："卫气不得入阴，常留于阳……不得入于阴则阴气虚，故目不瞑。"卫阳盛于外，而营阴虚于内，卫阳不能入于阴故不寐。临床上，思虑过度、心脾两虚；或阴虚火旺，或肝火扰神，或心胆气虚，或宿食停滞化热、食热扰胃，均能使心神不安、气血失和、营卫失调、阳不入阴而发为本病。

患者素体脾虚，运化失司，脾胃升降功能失常，胃气壅滞，故见胃脘部胀满。《脾胃论》曰："内伤脾胃，百病由生""胃不和则卧不安"。患者脾气亏虚，无力推动血行；胃气壅滞，血行不畅，均可导致血瘀。气属阳，血属阴，气血不和则阴阳失调，阳不入阴则可出现不寐。

膏方处方抓住患者气虚血瘀的主要病机，调和气血是治疗不寐的根本，治疗"以平为期"，此即中和的要旨，通过益气养血、疏肝理脾、养心安神以达到"阴平阳秘"、脏腑调和、卫阳入于阴的目的。方中党参、茯神、白术、炙甘草组成四君子汤以益气健脾，配以生晒参、黄芪加强补益元气，合用丹参、阿胶，以益气养血、宁心安神定志。甘麦大枣汤、酸枣仁汤加首乌藤养心安神。现代药理研究表明，甘麦大枣汤、酸枣仁汤均具有中枢镇静、

催眠作用；龙齿镇惊安神；海螵蛸制酸，延胡索、三七行气活血止痛；小柴胡汤疏肝理脾以调理后天脾胃，左归丸加龟甲胶补益肝肾、益精填髓以充养先天。主方体现陈瑞芳处处不离"未病先防"的思想。患者就诊时正值广东夏季，天气炎热、雷雨多，湿热易生，故方中加入葛根、黄连、灯心草、淡豆豉、栀子、白花蛇舌草、蒲公英、枇杷叶、白扁豆、赤小豆、车前子等清热祛湿药，并合用麦芽、鸡内金、砂仁、大腹皮消食导滞、化湿醒脾，以防夏季进补膏方后助热生湿碍胃。全方气血同调，先后天兼补，故取得较好疗效。

（冯珍　整理）

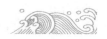

古某，女，50岁，家庭主妇，2016年4月2日初诊。

【主诉】入睡困难伴早醒半月余。

【现病史】患者自诉约20天前，因琐事与家人发生争吵，情绪激动难以平息，郁郁不得欢心。约2周前难以入睡，自觉有睡意，但辗转反侧2～3小时方可入睡，睡眠浅，5点左右醒，醒后难再入睡。白天精神差，疲倦，精神难以集中，偶有头胀痛。脸红，声粗亢奋，喋喋不休。现难入睡，易醒，心情烦躁，自觉胸闷，疲倦，口干口苦，口气重，小便黄，大便偏干，2日1行。

【望诊】舌红，苔薄黄，舌下静脉曲张。

【切诊】脉弦数。

【既往史】高血压8年余，规律服用降压药，血压收缩压为130～135 mmHg，舒张压为80～85 mmHg。否认糖尿病等其他基础病。

【经带胎产史】患者已绝经2年。

【辅助检查】心电图未见异常。

【诊断】

中医诊断：不寐（肝郁化火）。

西医诊断：睡眠障碍。

【证候分析】该患者因外部环境影响情志，急躁易怒而不寐，病位在心，与肝相关，属于肝郁化火证。患者情绪激动，故气机不畅。肝主升喜调达，肝气不舒则怫郁，心情烦躁、自觉胸闷。郁久化火，内扰神明，则不寐，且伴口干口苦、头胀痛、便秘溲黄，舌红、苔黄薄。脉弦数，乃肝病之脉象。属实证，泻其余火乃主要治则。

【首诊处方】

牡丹皮10 g	栀子10 g	柴胡15 g	当归10 g
白芍15 g	茯苓10 g	白术10 g	茯神15 g
酸枣仁15 g	黄连5 g	生甘草10 g	
薄荷10 g（后下）			

共7剂，水煎服，日1剂，每日2次，于餐后1～2小时服用。

首诊处方以丹栀逍遥散作为开路方，疏肝解郁、健脾和营，兼清郁热。方中柴胡疏肝散解郁，使肝气调；当归甘辛苦温，养血和血；白芍酸苦微寒，养血敛阴，柔肝缓急；白术、茯苓健脾去湿，使运化有权，气血有源；栀子、牡丹皮清肝泻火；黄连去心火；茯神、酸枣仁安神助眠。另心病还须心药医，故嘱咐患者自我调节、放轻松心情，可找朋友倾诉，避免独自纠结。

【二诊】2016年4月9日复诊，患者睡眠改善，自诉每晚持续睡眠可达4～5小时，烦躁明显好转。服用降压药情况下，血压恢复正常，收缩压为120～130 mmHg，舒张压为75～80 mmHg。胸闷、口干、口苦等症状明显改善，口气依然重，大便欠通畅，偏干，2日1行，量较少。舌红，苔薄黄，脉弦滑。于原方加枳实、厚朴、布渣叶各10 g，解决患者郁热导致的腹满、大便偏干、口气重等问题。予14剂继续调理。

【三诊】2016年4月23日复诊，患者睡眠较稳定，但1周中仍会有1～2日半夜醒来，醒后难入睡，白天精神欠佳。晨起口干，大便2日1行，量多，便后舒畅。口气消失。舌淡红，苔薄白，脉弦细。患者要求膏方调理。

【膏方处方】

西洋参150 g	麦冬150 g	丹参100 g	柴胡100 g
牡丹皮100 g	枳实100 g	白芍150 g	栀子100 g
法半夏100 g	黄芩100 g	黄连50 g	厚朴100 g
通草100 g	车前子100 g	当归100 g	生地黄150 g
茯神150 g	酸枣仁100 g	山茱萸100 g	泽泻100 g
牛膝100 g	杜仲100 g	益母草150 g	首乌藤150 g
桑寄生100 g	天麻100 g	钩藤100 g	石决明300 g
党参150 g	灵芝120 g	郁金100 g	合欢皮100 g
炙甘草80 g	枸杞子120 g	白术100 g	桑椹150 g
黄精150 g	鸡内金100 g	竹茹100 g	

另加：阿胶50 g，龟甲胶120 g，元贞糖80 g，黄酒50 mL。

嘱患者每日上午服膏方1次，每次1小勺（约20 g），用温水冲服。下午服中药1次，1剂中药分2日服用。

【随访】药后随访，患者诸不适之症状皆有所改善，入睡困难明显好转，仍偶有早醒。服用膏方期间无不良反应。

【按语】本例患者因入睡困难伴早醒半月余就诊。《医宗必读·不得卧》将失眠原因概括为"一曰气盛，一曰阴虚，一曰痰滞，一曰水停，一曰胃不和"五个方面。此患者证属气盛，因为与家人纷争，动了肝气，郁郁不宽心，肝气郁结化火上逆，故致失眠。该患者素有高血压病史，现症见脸红、心烦气躁伴头胀痛、脉弦数等属肝阳偏亢之象。口干口苦，小便黄，口气重提示有肝经热。须平肝潜阳、清泻肝热、疏肝理脾。时值初春，宜疏发肝气，忌滋补太过。

在前丹栀逍遥散基础上，三诊以丹栀逍遥散、酸枣仁汤、半夏泻心汤、天麻钩藤饮、增液汤化裁制成膏方。膏方中考虑到患者肝郁化火、耗伤阴液，用党参之余加用西洋参益气生津，配生地黄、麦冬养阴生津、滋阴补肾；法半夏、厚朴、枳实行气散结、升清降浊，与黄连、黄芩一起寒热平调、消痞散结；柴胡、白芍养肝柔肝；栀子、竹茹清肝胆之郁热；黄连去心火；郁金、首乌藤、茯神、合欢皮安心除烦；益母草、当归合用活血、化瘀、调经；车前子、茯神、白术、通草健脾利湿祛水；桑寄生、桑椹、枸杞子、黄精补肝肾。由于患者素有高血压病史，且头胀痛发作，故加天麻、钩藤、石决明平息肝风，配以牛膝、杜仲平补肝肾；又考虑患者年已长，气血不通则郁而化热，以丹参、牡丹皮活血祛瘀，清心除烦。朱丹溪认为："气血冲和，万病不生，一有怫郁，诸病生焉。"本病例之不寐等症状缘由气机不利，一身之气不调，故可生气郁、血郁、湿郁、火郁、痰郁、食郁。对患者气、血、湿、火、痰之情况上方均有兼顾，故加鸡内金健胃消食、以防食郁。

（李凤霞　整理）

刘某，女，50岁，教育工作者，长沙籍。2014年4月12日初诊。

【主诉】失眠、潮热伴腰酸半年。

【现病史】患者于半年前开始月经紊乱后停经，继而出现失眠，入睡难，眠浅易醒，潮热、汗出，烦躁焦虑，白天精神疲倦，注意力不集中，伴腰背酸软不适，轻微口干口苦，胃纳一般，夜尿频，大便尚调。患者苦于常须服阿普唑仑助眠，担心其副作用，且潮热、汗出、腰酸症状无缓解，故来求中医药诊治。

【望诊】脸色晦暗，舌淡暗、边见齿痕，苔薄白。

【切诊】脉沉细涩。

【既往史】否认高血压、糖尿病病史。

【经带胎产史】已绝经，孕2产1。

【辅助检查】2014年3月查女性激素六项提示促卵泡生成素偏高，雌二醇偏低。血常规、心电图未见异常。

【诊断】

　　中医诊断：不寐（气虚血瘀、肝肾亏虚）。

　　西医诊断：睡眠障碍、围绝经期综合征。

【证候分析】患者因渐至绝经期，天癸竭，阴血渐亏，气血不足，心神失养，神不守舍故失眠；气血不和，营卫不调，故见潮热、汗出；肝肾亏虚，筋骨失养，故见腰酸软不适。四诊合参，中医辨病为不寐，辨证为气虚血瘀、肝肾亏虚。

【首诊处方】

生晒参10 g	黄芪10 g	丹参10 g	茯神15 g
牛膝15 g	杜仲10 g	山茱萸10 g	当归10 g
红枣15 g	浮小麦30 g	甘草6 g	

共7剂，水煎内服，每日1剂，水煎至400 mL，分早、晚2次温服。

《景岳全书·杂证谟·不寐》云："盖寐本乎阴，神其主也，神安则寐，神不安则不寐。"故治以调气和血，补益肝肾，养心安神，方用孙光荣教授调气和血抑邪汤加减。

【二诊】2014 年 4 月 19 日复诊，患者精神、脸色好转，诉失眠、潮热汗出已改善，白天工作效率提高，腰背部仍觉酸软但较前减轻，无明显口干、口苦，舌淡暗、边有齿痕，苔薄白，脉沉细。服药 7 剂后患者诸症好转，此为气血逐渐调和、心神渐可内守，故效不更方，守前方继服 14 剂，煎服法同前。

【三诊】2014 年 5 月 8 日复诊，患者精神转佳，脸色有光泽，诉现睡眠能持续 6 小时，无潮热，偶有少量汗出，腰背酸软症状明显减轻，胃纳佳，夜尿减少至 1 次，舌边齿痕减轻，舌质淡红稍暗，苔薄白，脉沉细。要求膏方调理巩固疗效。

【膏方处方】

生晒参 100 g	黄芪 100 g	丹参 120 g	酸枣仁 100 g
茯神 150 g	牛膝 100 g	杜仲 100 g	当归 100 g
大枣 100 g	车前子 100 g	浮小麦 300 g	糯稻根 100 g
甘草 60 g	制附子 50 g	熟地黄 120 g	山茱萸 100 g
山药 100 g	牡丹皮 100 g	泽泻 100 g	茯苓 100 g
薄树芝 100 g	女贞子 100 g	墨旱莲 100 g	干石斛 100 g
首乌藤 150 g	合欢皮 150 g	白术 100 g	龙眼肉 100 g
远志 50 g	木香 80 g	枸杞子 80 g	黄精 100 g
香附 100 g	益母草 150 g	田七 50 g	生龙骨 200 g
生牡蛎 200 g	牛大力 100 g	千斤拔 100 g	

另加：肉桂 50 g，阿胶 100 g，鹿角胶 60 g，龟甲胶 40 g，黄酒 100 mL，饴糖 250 g。

嘱患者每日上午服膏方 1 次，每次 1 小勺（约 20 g），用温水冲服。

【随访】膏方服用完后 2 个月，患者诉诸症消失，神清气爽，精神饱满。1 年后再次随访未见复发。

【按语】围绝经期综合征是指妇女在绝经前后，由于卵巢功能衰退而产生一系列自主神经功能紊乱的症状，属中医学月经不调、不寐、心悸、脏躁、百合病等范畴，是由妇女至绝经期，阴虚亏虚，气血不和，肝肾不足，冲任功能减退所致的生理病理变化。而本患者以失眠为突出症状，故中医辨病为"不寐"。中医认为不寐病位主要在心、脑，与肝、脾、肾密切相关。因心主神明，神安则寐，神不安则不寐。而阴阳气血之来源，由水谷之精微所化，上奉于心，则心神得养；受藏于肝，则肝体柔和；统摄于脾，则生化不息；调节有度，化而为精，内藏于肾，肾精上承于心，心气下交于肾，则神志安宁。

结合本患者舌脉，辨证为气血不和，肝肾亏虚，心神失养。故治疗上以调气和血，补益肝肾，养心安神为法。孙光荣教授强调"气血中和百病消"，方用孙光荣教授调气和血抑邪汤加减。生晒参大补元气，宁神益智。黄芪有益气固表、敛汗固脱、托疮生肌、利水消肿之功效。丹参活血调经，祛瘀止痛，凉血消痈，清心除烦，养血安神。《滇南本草》谓："丹参，味微苦，性微寒。色赤，入心经。补心，生血，养心，定志，安神宁心，健忘怔忡，惊悸不寐，生新血，去瘀血，安生胎，落死胎。一味可抵四物汤补血之功。"生晒参、黄芪、丹参三药合用，气血共调，共奏补气健脾、养血活血之功。这三味药是孙光荣教授最常用的角药，几乎方方不离，时常变的是三味药用量之比例和用药量之大小，且剂量偏小，很少超过15 g，为一派"四两拨千斤"的王者风范，亦彰显孙光荣教授"重气血、调气血、畅气血"之基本临床思想。杜仲、牛膝二药为药对，气血同调，肝肾同补，筋骨均滋，相须为用，相互促进，则补肝肾、强筋骨的功效加强。当归养血和血，山茱萸滋补肝肾之阴，共用加强滋补阴血功效。由浮小麦、大枣、炙甘草组成的甘麦大枣汤，3味甘药配伍，具有甘缓滋补，柔肝缓急，宁心安神之效。《补正》云："三药和平，养胃，生津化血，津水下达于脏，则藏不躁而悲伤太息诸症自去矣。"正所谓"甘麦大枣汤，脏躁服之康"。茯神味甘、淡，性平，归心、脾经，可宁心安神，孙光荣教授喜用之治失眠，尤其是烦不得眠疗效甚好。服药7剂后，二诊时患者诸症减轻，精神好转，故效不更方，继服7剂。

三诊予患者膏方综合调理巩固，膏方以首诊、二诊处方为基础，在酸枣仁汤、甘麦大枣汤的基础上加入金匮肾气丸、二至丸等经典方药滋补肝肾，加入归脾汤益气补血、健脾养心。龙骨、牡蛎重镇安神，石斛滋养阴液，牛膝、杜仲、牛大力、千斤拔补肝肾强筋骨改善患者腰酸症状，浮小麦、糯稻根敛汗，枸杞子、黄精等补肾，且能提高出膏率。服膏方后患者诸症基本消失，效果满意。

（张小可　整理）

14 自主神经功能紊乱（汗证——肺卫不固、营卫不和）

张某，女，42 岁。2015 年 10 月 12 日初诊。

【主诉】上半身出汗多 1 年余。

【现病史】患者诉近半年上半身出汗明显，汗出恶风，活动后尤甚，平素容易感冒，时寒时热，易疲乏，纳可，眠浅，入睡困难，易醒，善太息，无腹痛腹胀，大便偏干、伴排便不尽感、每日 1 行，排便时汗多，无口干，口苦，小便可。

【望诊】神疲，舌淡红苔薄黄。

【切诊】脉缓无力。

【既往史】既往无特殊病史。

【经带胎产史】月经尚规则，周期 28 ～ 30 天，经期 3 天，量稍少，无痛经，孕 2 顺产 1，末次月经为 2015 年 10 月 6 日。

【辅助检查】2015 年 1 月体检结果提示甲状腺功能未见异常，空腹血糖、糖化血红蛋白未见异常，心电图显示窦性心动过缓。

【诊断】

中医诊断：汗证（肺卫不固、营卫不和）。

西医诊断：自主神经功能紊乱。

【证候分析】该患者为中年女性，肺气亏虚，营卫不和，肌表疏松，表卫不固而汗出恶风，且易于感冒，时寒时热为肺气不固。卫气夜不入阴，阳浮脉盛，营气衰少，卫气内扰，则夜眠欠佳，入睡困难等均为营卫不和之象。

【首诊处方】

白术 15 g	防风 10 g	黄芪 15 g	桂枝 10 g
白芍 10 g	柴胡 10 g	党参 15 g	法半夏 10 g
黄芩 10 g	大枣 15 g	炙甘草 10 g	
煅龙骨 30 g（先煎）		煅牡蛎 30 g（先煎）	

共 14 剂，水煎服，每日 1 剂，每日 2 次，于餐后 1 小时服用。

首诊处方以玉屏风散合桂枝龙骨牡蛎汤及小柴胡汤加减而成。方中黄芪、党参益气固表；桂枝、白芍调和营卫；煅龙骨、煅牡蛎敛汗；柴胡和解少阳。

【二诊】2015 年 10 月 27 日复诊，患者诉睡眠改善明显，汗出略有减轻，恶风寒缓解，仍早醒，周身酸痛，大便成形不干，舌淡红、苔薄白，脉细缓无力。效不更方，续予 7 剂中药内服。

【二诊处方】

白术 15 g	防风 10 g	黄芪 15 g	桂枝 10 g
白芍 10 g	柴胡 10 g	党参 15 g	法半夏 10 g
黄芩 10 g	大枣 15 g	炙甘草 10 g	
煅龙骨 30 g（先煎）		煅牡蛎 30 g（先煎）	

嘱先服 7 剂中药，接着服用膏方，每日 2 次，每次 1 小勺（约 20 g），开水冲服，月经期间暂停服用。

【膏方处方】

白术 100 g	防风 60 g	黄芪 150 g	柴胡 100 g
法半夏 100 g	黄芩 100 g	大枣 150 g	浮小麦 200 g
糯稻根 150 g	炙甘草 80 g	桂枝 100 g	白芍 100 g
葛根 300 g	丹参 100 g	茯神 120 g	炒远志 50 g
酸枣仁 100 g	山茱萸 100 g	郁金 100 g	当归 100 g
合欢皮 120 g	首乌藤 300 g	酒黄精 120 g	玄参 150 g
生地黄 150 g	麦冬 150 g	五味子 50 g	麦芽 100 g
煅龙骨 300 g（先煎）		煅牡蛎 300 g（先煎）	
另加：人参 80 g，灵芝 100 g，龟甲胶 100 g，阿胶 100 g，黄酒 100 mL，饴糖 250 g。			

【三诊】2016 年 1 月 11 日复诊，患者诉头汗恶风基本消失，睡眠改善明显，精神状态较佳，大便转顺畅，近 2 个月未见感冒，诸症均较前改善，舌淡红，苔薄白，脉细。继服一料膏方以巩固疗效。

【随访】2016 年 1 月随访，患者诸症得解，脸色红润有光泽，继服一料膏方以巩固疗效。

【按语】汗为心之液，由精气所化，不可过泄。《素问·阴阳别论》曰"阳加于阴谓之汗"，汗为心液，属五液之一。在生理状态下，汗的排出属机体机能正常的表现，凡汗出异常者皆属于中医的汗证范畴。

本例患者上半身汗多 1 年余，汗出恶风，活动后尤甚，平素容易感冒，时寒时热，易疲乏，纳可，眠浅，入睡困难，易醒，善太息，中医诊断为汗证，辨证为肺卫不固、营卫不和。患者肺气亏虚，腠理疏松，表卫不固，而汗出恶风且易于感冒，故予玉屏风散合桂枝加龙骨牡蛎汤合小柴胡汤三方合一为主方，以人参、黄芪益气固表，白术健脾除湿助黄芪益气固表，桂枝、白芍二药合用，一散一收，调和营卫，配伍浮小麦、糯稻根加强止汗之功；煅龙骨、煅牡蛎既能重镇安神，又能固涩止汗。而失眠、善太息、大便偏干较难排，结合舌脉为少阳气机不利而致气郁，故在桂枝汤加龙骨牡蛎汤基础上加入调畅气机的小柴胡汤。此方为少阳枢机之剂，和解表里之总方。

本案从益气固表、调和营卫入手，同时兼顾和解少阳，同时加入养心安神、和中缓急的甘麦大枣汤，酸枣仁、茯神、远志及活血安神的丹参，滋肾养肝的山茱萸。诸药合用以补气血、畅气机、调和营卫，另加人参、灵芝加强补益肺气之功，以龟甲胶、阿胶、黄酒、饴糖收膏。

（陈秒旬　张小可　整理）

·15· 自主神经功能紊乱（汗证——阴虚火旺、气阴两亏）

张某，男，56岁，2016年9月18日初诊。

【**主诉**】多汗2年余。

【**现病史**】患者自诉近2年来多汗，夜寐出汗，醒来全身衣服湿透，每晚需要更换衣服最少2次，白天亦动则汗出，伴有周身乏力，五心烦热，入睡困难，易醒，夜眠多噩梦，口干口苦，脱发，腰酸。纳可，眠差，大便每日1行、成形，小便调。

【**望诊**】舌红、苔薄微黄。

【**切诊**】脉细数。

【**既往史**】否认糖尿病、高血压病史。

【**辅助检查**】2015年底单位体检提示轻度脂肪肝、前列腺增生，余未见明显异常。

【**诊断**】

　　中医诊断：汗证（阴虚火旺、气阴两亏）。

　　西医诊断：自主神经功能紊乱。

【**证候分析**】患者阴精亏虚，虚火内生，热逼津液外泄，故见盗汗；气虚不固，故动则汗出；虚热内蒸，故五心烦热；阴虚有热津液不足，故口干；虚热内扰，故见五心烦热。入睡困难，易醒，夜眠多噩梦，舌红、苔薄黄均为阴虚火旺之象。

【**首诊处方**】

熟地黄15 g	生地黄15 g	当归10 g	黄芩10 g
黄连5 g	黄柏10 g	浮小麦30 g	糯稻根30 g
太子参30 g	麦冬15 g	五味子5 g	

共14剂，水煎服，每日1剂。

首诊处方以当归六黄汤合生脉散加减。其中，当归、生地黄、熟地黄育阴养血，培本以清内热；黄芩、黄连、黄柏泻火除烦，清热坚阴；麦冬养阴生津；五味子酸收敛汗；糯稻根止汗。

【二诊】2016 年 11 月 22 日复诊，患者诉夜间汗出较前略减少，每晚或换衣服 1 次。五心烦热及口干减轻，无口苦，腰酸明显改善，仍感疲劳。纳可，睡眠较前好转，噩梦减少，但仍然眠浅易醒，白天动则多汗，脱发如前，舌淡红，苔薄白，脉细略数。辨证为气阴不足。此诊给予膏方治疗。

【膏方处方】

太子参 150 g	麦冬 150 g	五味子 50 g	熟地黄 150 g
山茱萸 150 g	山药 100 g	牡丹皮 10 g	泽泻 100 g
茯苓 100 g	知母 100 g	黄柏 80 g	煅龙骨 300 g
煅牡蛎 300 g	浮小麦 300 g	石斛 100 g	酸枣仁 100 g
川芎 100 g	茯神 100 g	牛膝 100 g	杜仲 150 g
桑寄生 100 g	女贞子 100 g	墨旱莲 100 g	炙甘草 80 g
黄芩 150 g	黄连 50 g	大枣 100 g	枸杞子 150 g
黄精 150 g	生地黄 100 g	当归 100 g	鸡血藤 150 g
黑豆衣 200 g	仙鹤草 180 g	麦芽 50 g	

另加：西洋参 150 g，阿胶 50 g，黄酒 50 mL，龟板胶 100 g，饴糖 250 g，黑芝麻 80 g。

【三诊】2017 年 1 月 22 日复诊，患者诉夜间汗出明显减少，每晚或换衣服 1 次或不需要更换衣服。五心烦热及口干减轻，无口苦，腰酸明显改善，精神好，纳可，睡眠较前好转。白天动则多汗，脱发也明显减少，舌淡红，苔薄白，脉细略数。辨证仍为气阴不足。此诊予膏方继续调理。

【膏方处方】

党参 100 g	黄芪 100 g	白术 100 g	防风 60 g
麦冬 150 g	五味子 50 g	熟地黄 200 g	山茱萸 150 g
山药 100 g	牡丹皮 120 g	泽泻 100 g	茯苓 100 g
知母 100 g	煅龙骨 300 g	煅牡蛎 300 g	浮小麦 300 g
石斛 100 g	酸枣仁 100 g	川芎 100 g	茯神 100 g
牛膝 100 g	杜仲 150 g	桑寄生 100 g	女贞子 100 g

墨旱莲 100 g　　　炙甘草 80 g　　　大枣 100 g　　　枸杞子 150 g

黄精 150 g　　　生地黄 200 g　　　当归 100 g　　　鸡血藤 150 g

黑豆衣 200 g　　　仙鹤草 180 g　　　麦芽 50 g

另加：西洋参 150 g，阿胶 50 g，黄酒 50 mL，龟板胶 100 g，饴糖 250 g，黑芝麻 80 g。

【随访】2017 年 2 月电话随访，患者自诉自汗盗汗基本消失，自觉身轻体健，睡眠较好，脱发减少，偶见腰酸，二便调，口干、口苦消失，舌淡红，苔薄白，脉细，续膏方一料。此后该患者每年冬季都过来开膏方调理。

【按语】本例患者多汗 2 年余，夜寐出汗，醒来全身衣服湿透，每晚需要更换衣服最少 2 次，白天动则汗出，诊断为汗证，辨证为阴虚火旺、气阴两亏。该患者属于中医汗证，既有盗汗，也有自汗，表现为夜寐出汗，白天动则汗出。汗证是由阴阳失调、腠理不固而致汗液外泄失常的病证。

患者初诊时五心烦热、入睡困难、易醒、夜眠多噩梦、口干、口苦，应属于内有邪热，而且耗伤阴液，虚火内生，阴液被扰，不能自藏而外泄作汗，虚热内扰。患者汗出日久，耗气伤阴，周身乏力，动则汗出，属于气阴两伤，虚火内扰，故先予当归六黄汤合生脉散滋阴降火，益气养阴。患者服用 14 剂中药作为开路方，后才开始服用膏方。

膏方组方以国医大师邓铁涛的"五脏相关"学说为基础，生脉散、知柏地黄汤、甘麦大枣汤、二至丸合用为主方，加煅龙骨、煅牡蛎重镇安神敛汗，酸枣仁、当归、鸡血藤等养肝血安心神，牛膝、杜仲、桑寄生、枸杞子、黄精等补益肝肾，诸药合用，达到益气养阴、滋阴降火、肝肾同补之功，诸症得解而获痊愈。

（陈秒旬　张小可　整理）

医案汇总

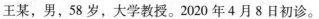

王某，男，58岁，大学教授。2020年4月8日初诊。

【**主诉**】反复盗汗4年余，加重伴五心烦热3个月。

【**现病史**】患者自诉近4年来反复出现夜间汗多，醒后自止，未予系统治疗，间断日间亦有汗多，严重时见腋下黄汗染衣。近3个月自觉汗出量多，伴有五心烦热、眠差、易上火。现症见：头身汗多，不分昼夜，五心烦热，腰膝酸软，纳一般，眠差，口干口苦，难解大便、2～3日1行，小便调。诉求给予膏方进补，治病强体。

【**望诊**】形体消瘦，颧骨微红，舌质红，少苔。

【**切诊**】脉细数。

【**既往史**】无特殊，否认高血压、糖尿病病史。

【**辅助检查**】年度单位健康体检未见明显异常。

【**诊断**】

　　中医诊断：汗证（阴虚火旺）。

　　西医诊断：自主神经功能紊乱。

【**证候分析**】该患者证属典型的阴虚火旺，男子七八，肝肾衰，天癸竭，阴精亏虚，虚火内生，热逼津液外泄，故见盗汗；阴虚不能制火，虚热内蒸，故五心烦热；虚火上扰心神，故眠差；阴虚有热而津液不足，故见口干口苦，大便干结；肾阴虚无力滋养，故腰膝酸软。舌红、少苔、脉细数皆为阴虚火旺之象。

【**首诊处方**】

熟地黄15 g	黄芪15 g	当归10 g	黄连10 g
黄柏10 g	黄芩10 g	生地黄15 g	麻黄根10 g
糯稻根15 g			

　　共14剂，水煎服，每日1剂，每日2次，早晚餐后服。嘱咐患者用药期间忌食油炸辛辣食物，避免熬夜。

　　首诊处方以当归六黄汤作为开路方，滋阴降火。方中用当归、生地黄、熟地黄滋阴养血，"壮水之主以制阳光"；黄连、黄芩、黄柏泻火坚阴；黄芪益气固表。加麻黄根固表敛汗，糯稻根养阴生津，可退虚热止汗。

【二诊】2020 年 4 月 22 日复诊，患者服药后盗汗症状缓解，无口苦，睡眠改善，大便不干结，条状，1 ～ 2 日 1 行。现症见：仍有汗出，口微渴，舌红苔少，脉细微数。

【二诊处方】患者仍有虚热未清，且膏方熬制需要多日，故遵守原方继续汤药治疗 7 天，并开膏方 1 剂续调，巩固疗效。

【膏方处方】

生地黄 100 g	熟地黄 100 g	法半夏 100 g	黄芩 80 g
黄连 50 g	黄柏 80 g	知母 100 g	牡丹皮 100 g
女贞子 100 g	墨旱莲 100 g	酒黄精 100 g	泽泻 100 g
山药 100 g	茯苓 100 g	黄芪 100 g	白术 100 g
防风 80 g	甘草 60 g	太子参 300 g	山茱萸 100 g
桂枝 100 g	白芍 80 g	大枣 100 g	甘草 60 g
麻黄根 100 g	糯稻根 100 g	五指毛桃 150 g	

另加：阿胶 50 g，龟甲胶 150 g，饴糖 200 g，黄酒 50 mL。

嘱患者早晚各服膏方 1 次，每次 1 小勺（约 20 g），用温水冲服。

【三诊】2020 年 6 月 20 日复诊，患者经膏方调理 40 余天后，盗汗明显减少，无五心烦热；腰酸，纳眠可，大小便调；舌红苔稍，脉细。守原方继续调养巩固疗效。

【随访】患者治疗 3 个月后汗出正常、纳眠可，二便调。嘱患者食宜清淡，忌油炸辛辣，宜多食西洋参老鸭汤，避免熬夜。

【按语】汗证是指除外界环境因素的影响，在安静状态下，全身或局部出汗过多的一种病证。《明医指掌》指出了自汗盗汗的特征，"夫自汗者，朝夕汗自出也。盗汗者，睡而出，觉而收，如寇盗然，故以名之"。临床上将白昼时时汗出、动辄益甚者称为自汗；寐中汗出、醒来即止者称为盗汗；也存在自汗、盗汗合并出现的情况。自汗、盗汗或自汗兼盗汗均是由阴阳失调、腠理不固导致津液外泄失常所致。《医学正传》云"自汗属阳虚，盗汗属阴虚"。本例患者年五十八而肝肾衰，反复发病 4 年余，久病耗气伤阴，逐渐形成阴虚体质。《临证指南医案·汗》指出："阳虚自汗，治宜补气以卫外；阴虚盗汗，治当补阴以营内。"《伤寒杂病论》云："凡病，若发汗，若吐，若下，若亡血，亡津液，阴阳自和者，必自愈。"指出治病之最终目的，即为平衡阴阳；而治病之根本原则，自是调整阴阳，调和体质。

治疗汗证关键在于调补平衡阴阳。临床中，陈瑞芳善用玉屏风散、知柏地黄汤、当归六黄汤、桂枝汤化裁调治本病。本案用当归、生地黄、熟地黄滋阴养血，壮水之主以制阳亢；黄连、黄芩、黄柏泻火除烦以坚阴；黄芪益气实卫以固表，汗出多者配麻黄根固表敛汗、糯稻根养阴生津，可退虚热止汗，临证加减；白芍养血柔肝，宁心安神；桂枝调和营卫，和营敛阴，配以大枣、甘草，助其调和营卫之功。肺虚失固以白术、防风助黄芪补肺益气，固表止汗；龟板胶、阿胶育阴潜阳，诸药合用，共奏滋阴泻火、益气固表、敛阴止汗之功。

从汤到膏，本案重用当归六黄汤。当归六黄汤出自《兰室秘藏》，被称为"盗汗之圣药"，临床用于治疗阴虚盗汗之证。但陈瑞芳运用当归六黄汤加减治疗汗证，不拘泥于自汗或盗汗。如《景岳全书》所云"自汗盗汗亦各有阴阳之证，不得谓自汗必属阳虚，盗汗必属阴虚也"，无论自汗还是盗汗，只要表现以阴虚火旺为主者皆可用之；热清火降、阴液得复、气血充盈，营卫调和，腠理致密，则汗出可止。

（金燕　整理）

金某，女，46 岁。2017 年 10 月 11 日初诊。

【主诉】头颈部多汗 10 余年。

【现病史】自述 10 年前无诱因出现多汗，头颈部尤甚，动则汗出，伴乏力，口干欲饮。曾服用中药（具体不详），效果不明显。现患者为产后 2 个月，现症见头颈部汗多，乏力，烦热，不恶寒，伴口干欲饮，脱发，腰酸，纳可，眠差，入睡困难，易醒。大便每日 1 行、成形，小便调。

【望诊】形体丰腴，面色白，舌暗红，苔稍黄。

【切诊】脉沉细。

【既往史】否认高血压、糖尿病病史。

【辅助检查】自诉单位健康体检未见肝、肾功能异常，甲状腺彩超无异常。

【诊断】

中医诊断：汗证（气血不和）。

西医诊断：自主神经功能紊乱。

【证候分析】患者素体薄弱，高龄产子后，气血亏虚，血不养心，心不敛营，则汗液外泄。气虚腠理不固，汗液外泄更重，汗多伤阴，久则累及阳气，阴阳失调。阴虚化火，邪热郁蒸，故见烦热、口干。气血不足，不能濡养心神，则失眠。"发为血之余，肾其华在发"，病久累肾，则脱发、腰酸。舌暗红，苔稍黄，脉沉细，为气血不足、瘀血内阻、阴虚化热之象。

【首诊处方】

党参 10 g	黄芪 15 g	丹参 10 g	浮小麦 30 g
大枣 10 g	柴胡 10 g	盐牛膝 10 g	杜仲 10 g
郁金 10 g	当归 10 g	甘草片 6 g	糯稻根 15 g

共 14 剂，每日 1 剂，水煎服，煎至 150 mL，早晚饭后温服。

首诊以国医大师孙光荣调和气血的经验方加减。党参、黄芪健脾益气，扶后天之本；丹参活血化瘀，祛瘀邪；当归、大枣健脾补血；柴胡、郁金疏肝结郁；牛膝、杜仲补肾元，浮小麦、糯稻根敛汗收津，以上诸药可使五脏调和，兼补养气血。

【二诊】2017 年 10 月 25 日复诊，患者诉服药后汗出较前减少，疲乏、烦热、口干等症状减轻，腰酸缓解，纳可，睡眠改善。舌红，苔薄白，脉沉细。患者要求膏方调养。

【二诊处方】

党参 10 g	黄芪 15 g	丹参 10 g	浮小麦 30 g
大枣 10 g	柴胡 10 g	牛膝 10 g	杜仲 10 g
郁金 10 g	当归 10 g	甘草片 6 g	糯稻根 15 g

共 7 剂。

【膏方处方】

黄芪 150 g	防风 100 g	白术 150 g	丹参 100 g
牛膝 100 g	杜仲 100 g	熟地黄 150 g	山茱萸 100 g
山药 100 g	牡丹皮 100 g	泽泻 100 g	茯苓 100 g
炙甘草 60 g	法半夏 100 g	黄芩 100 g	黄连 50 g
大枣 100 g	枸杞子 100 g	黄精 100 g	生地黄 100 g
鸡血藤 100 g	菟丝子 100 g	仙鹤草 150 g	田七 50 g
红曲 100 g	绞股蓝 100 g	葛根 150 g	陈皮 50 g
麦芽 100 g	桂枝 100 g	白芍 100 g	车前子 100 g
煅龙骨 150 g	煅牡蛎 150 g	浮小麦 200 g	糯稻根 100 g
灵芝 100 g			

另加：生晒参 150 g，阿胶 100 g，龟板胶 100 g，黄酒 100 mL，饴糖 150 g。

嘱患者第一周继续服用中药汤剂，服用完中药后，于第二周开始服用膏方，开水冲服，每日 2 次，每次 20 g，早餐及中饭后 1 小时服用，月经期间暂停服用膏方。

【三诊】2017 年 12 月 28 日复诊，患者自诉多汗、动则汗出症状已基本消失，自觉身轻体健，睡眠可，二便调，口干、口苦消失。舌淡红，苔白

中医膏方调理案例精选

润，脉平和有力。效不更方，守原膏方再服用 2 个月。

【**按语**】汗证是人体阴阳失调，营卫不和，腠理不固所引起的汗液外泄失常病症。《素问·宣明五气》云："五脏为液，心为汗。"患者素体薄弱，日常起居失常，饮食不节，再加产后气血亏耗，卫气不足，营血亏虚，导致气血营卫不和，出现本证。《医学正传·汗证》云："其自汗者，无时而濈濈然出，动则为甚，属阳虚，胃气之所司也；盗汗者，寐中而通身如浴，觉来方知，属阴虚，营血之所主也。大抵自汗宜补阳调卫，盗汗宜滋阴降火。"

本例先以国医大师孙光荣教授调和气血的经验方开路，先让患者机体适应药物作用。再以此方合玉屏风散、半夏泻心汤、六味地黄丸、甘麦大枣汤、桂枝加龙骨牡蛎汤等加减作为膏方，综合调理。

生晒参、黄芪、丹参为孙光荣教授常用药对，其中生晒参大补元气、补益肺脾，黄芪益气固表、敛汗固脱，丹参活血清心安神，三药起到补气抑邪的功效。盐牛膝、杜仲二药同入肝肾，均有补肝肾、强筋骨之效。杜仲主走下气分，长于补益肾气；牛膝主下血分，偏于益血通脉，二者合用，气血同调。玉屏风散之黄芪、防风、白术三药具有益气固表、止汗之效。黄芪健脾补气，防风散风祛邪，白术固卫，黄芪合防风，固表而不留邪，祛邪而不伤正。《金匮要略》云："妇人脏躁，喜悲伤欲哭，象如神灵所作，数欠伸，甘麦大枣汤主之。"甘麦大枣汤养心安神、补脾气。浮小麦养心安神，炙甘草、大枣甘润补中缓急，郁金合柴胡畅气机、开气郁，当归活血养血。陈瑞芳根据《外感温热论》中"通阳不在温而在利小便"，运用化气利湿、通利小便的药物，使得体内阴霾湿气散去，气机宣通，阳气得通，在膏方中配伍车前子利湿通小便。桂枝加龙骨牡蛎汤可以用于治疗精血亏虚之人，适合患者产后气血亏耗。《金匮要略·血痹虚劳病》曰："夫失精家，少腹弦急，阴头寒，目眩，发落，脉极虚、芤迟，为清谷、亡血、失精，脉得诸芤动微紧，男子失精，女子梦交，桂枝龙骨牡蛎汤主之。"桂枝汤可以调和营卫，煅龙骨、煅牡蛎能清里热。本患者有痰热症状，故用鸡血藤代当归；菟丝子乃补肾中的阳药，泻湿祛风，敛精利水，暖膝温腰；仙鹤草用于劳力过度的脱力劳伤。本患者正好处于产后初期，合以灵芝，共奏补虚益气、抗疲劳抗衰老之功。枸杞子、黄精滋养肝肾、强健筋骨，与产后腰酸痛相应；合用具有养血通痹的生地黄，更是提高了补肝肾止痹痛之功，并且此三味药性质黏腻，容易出膏，且均入阴血分，对于产后虚劳者尤宜。加用葛根以应葛根芩连汤之义，为清解大肠湿热的要方，可以调治患者口干、口苦、烦热、舌苔微黄腻的中焦湿热症状。陈皮、麦芽消积导滞、理气消胀，同半夏泻心汤一起健脾化湿、助运中焦，有利于患者运化吸收膏方。诸药共奏调气血、平升降、衡出入之功，患者营卫气血调和则汗渐止而余症渐入佳境。

（常少琼　整理）

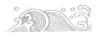

翁某，女，49 岁，家庭主妇。2018 年 7 月 5 日初诊。

【主诉】反复口腔溃疡 3 年，加重 2 个月。

【现病史】患者反复发作口腔溃疡，发作频率为每月 1 ～ 2 次，食辛辣物或熬夜后更甚，溃疡面可单发或数个，疼痛难忍，劳累时尤甚。近 2 个月发作频率增多，难以愈合。现症见：潮热易怒，眼睛干涩，口渴，纳可眠差，大便干结，小便偏黄。听闻膏方调理可防治痼疾，故来就诊。

【望诊】形体瘦小，口腔及舌体可见散在溃疡面，舌体瘦小，舌质淡红，少苔。

【切诊】脉弦细、微数。

【经带胎产史】已绝经 1 年，末次月经为 2017 年 6 月。

【辅助检查】否认高血压、糖尿病病史。血常规、大便常规、心电图未见异常。

【诊断】

中医诊断：口疮（阴虚火旺）。

西医诊断：口腔黏膜溃疡。

【证候分析】该患者属于阴虚火旺。妇女天癸竭，绝经后阴精亏虚，虚火内生上炎，循经上扰口舌，故生口疮；虚热内蒸，故见潮热易怒；阴虚无力滋养，故腰酸，眼睛干涩，大便干。舌体瘦小、舌质淡红、少苔，脉弦细、微数，为阴虚火旺之象。

【首诊处方】

茵陈 15 g	天冬 15 g	生地黄 15 g	麦冬 15 g
石斛 15 g	熟地黄 15 g	山茱萸 15 g	山药 20 g
牡丹皮 10 g	茯苓 10 g	泽泻 10 g	知母 10 g
黄柏 10 g			

共 7 剂，水煎服，每日 1 剂，每日 2 次，早晚餐后服用。嘱咐患者用药期间忌食油炸辛辣食物，避免熬夜。

首诊处方以知柏地黄汤合甘露饮加减作为开路方滋阴降火，益胃生津。方中用熟地黄、山茱萸、山药滋阴补虚，天冬、麦冬、生地黄养阴润燥，石斛养阴益胃；黄柏、知母、茵陈清热泻火坚阴。

【二诊】2018 年 7 月 12 日复诊，服药后口腔溃疡改善，无口干，仍有腰酸，眼睛干涩，大便偏干，舌红、苔少，脉弦细。患者因需要到外地居住数月，欲膏方续调理。虚火之象不明显，予以膏方处方，渐加滋阴之力。

【膏方处方】

熟地黄 120 g	山茱萸 120 g	山药 100 g	牡丹皮 100 g
泽泻 100 g	茯苓 100 g	石斛 100 g	黄柏 80 g
沙参 100 g	玉竹 100 g	枇杷叶 100 g	天花粉 80 g
白术 100 g	枸杞子 100 g	法半夏 100 g	黄芩 100 g
黄连 50 g	女贞子 100 g	墨旱莲 100 g	炙甘草 60 g
知母 100 g	生地黄 100 g	玄参 100 g	麦冬 100 g
天冬 100 g	桑寄生 100 g	千斤拔 100 g	茵陈 100 g
马齿苋 100 g	麦芽 100 g	神曲 100 g	大枣 100 g

另加：阿胶 50 g，龟板胶 60 g，蜂蜜 150 g，黄酒 50 mL。

【随访】患者服用膏方 2 个月后诸症皆除，近 3 个月未发作口腔溃疡，纳眠好，二便调。

【按语】复发性口腔黏膜溃疡又称复发性口疮，好发于唇、颊、舌缘等处，在口腔黏膜的任何部位均能出现。溃疡具有自限性，多数能在 2 周左右自愈，本病容易反复。中医学认为心脾积热、阴虚火旺是本病的主要病机。《格致余论》曰："瘦人火多。"《医门棒喝》曰："面苍阴虚之人，其形瘦者，内火易动。"

本案患者口腔溃疡反复已久，缠绵难愈，耗气伤血，实亦转虚。"女子以肝为先天"，患者又正处天癸竭、肝肾虚之年，阴不足则阳胜。肝肾阴亏，相火易于妄动扰上，发于口舌则旧疾反复，若后天不能正确调理，或积劳伤阴，或蕴生热毒灼伤津液，均易导致阴虚体质的形成，阴虚有热可见眼鼻口干，大便干结。《医门棒喝》曰："此阳旺阴虚之质也，每病多火，须用滋阴清火。"故整体调治大法为滋阴养阴，佐以清热，从汤到膏，灵活运用知柏地黄汤、甘露饮、益胃汤。方中用沙参、麦冬清养肺阴，天冬滋养心阴，枸杞子及女贞子、墨旱莲滋补肝肾，山药敛护脾阴，石斛"补五脏虚劳羸瘦，强阴"，而枇杷叶、天花粉及马齿苋等均为清解热毒之品；为防阴凉碍脾，又兼以麦芽、神曲、白术、茯苓等时时顾护脾胃，诸药合用，以养五脏虚羸，清体内邪热。本案重用甘露饮，以"二冬""二地"、石斛、甘草之润以补之；枇杷叶之降以顺之；用茵陈、黄芩以清热渗湿，使肺胃布津洒陈而如甘露，巧用在治疗阴虚火旺引起的口疮病中，疗效可观。另外，治疗痼疾"调体质"要重于"治病证"，因贵在治本，纠正体质偏颇后，旧疾复时再加以辨证用药，便达事半功倍之效，后期选用膏剂以继续巩固、预防病情反复，甚至彻底治愈。患者阴虚体质属于先、后天长期缓慢作用下形成的较稳定特性，因此，巩固治疗时用膏药宜缓达治，君臣以长久滋阴清热之力，佐用健脾胃之法鼓舞正气，扶正祛病，纠正偏颇体质。

体质的相关理论早在《内经》中就有所体现，如《灵枢·百病始生》中提到"风雨寒热，不得虚，邪不能独伤人，卒然逢疾风暴雨而不病者，盖无虚，故邪不能独伤人。此必因虚邪之风，与其身形，两虚相得，乃客其形"，说明体质与疾病的发生有密切关系。

在临床，医者常容易忽略患者因本身禀赋及生活习惯形成的体质状态，而限于辨证论治，急于直寻病机。因此，治疗初期仅予以辨证治疗往往只能取得一时疗效，不久即又复发，将体质辨识结合运用后，不仅能改善患者的身体状态，远期疗效也更加明显和持久。正如《内经》中所言"正气存内，邪不可干"，偏颇体质经过调整后，可以避免一些易感疾病反复发生。

（金燕　整理）

刘某，男，48岁，企业职员，2018年4月15日初诊。

【主诉】 反复口腔溃疡5年余。

【现病史】 患者自诉近5年由于工作压力大，饮食不定时，经常熬夜，反复出现口腔溃疡，且发作频繁，每月发作1～2次，一般需7～10天自行愈合，口舌疼痛，偶有腹胀腹痛，夜寐梦多，纳可，大便干结难解、呈羊粪状、3～4日1行，小便正常。曾接受口服维生素、抗生素等治疗，症状改善不明显。现为求中医治疗，特来诊。

【望诊】 形体偏瘦，面色暗黄油腻，上唇内侧黏膜可见1个直径约5 mm的溃疡，舌下可见直径约3 mm及2 mm的溃疡各1个，均覆薄黄苔。舌体偏瘦，舌红，苔黄腻。

【切诊】 脉濡细。

【既往史】 否认高血压、糖尿病病史。

【辅助检查】 2018年2月胃镜检查提示慢性浅表性胃炎。肠镜检查未发现异常。

【诊断】

中医诊断：口疮（阴虚湿热）。

西医诊断：复发性口腔溃疡。

【证候分析】 该患者平时饮食不定时、长期熬夜，导致脾胃元气大伤，脾失健运，湿浊内生，滞于中焦，清阳不升，浊阴不降，日久气郁化火，阴火上灼口舌，从而导致口舌生疮。湿郁久化热，湿热中阻，胃气壅滞，故见腹胀腹痛；湿性黏滞，不易速除，故症状反复发作，难以根治。病久热伤津液，且加之长期熬夜亦耗伤阴精，心阴不足，心神失养，故夜寐梦多；肠道干涩、传导失司，故见大便秘结；舌体偏瘦，舌红，苔黄腻，脉濡细均为阴虚湿热之象。

【首诊处方】

生地黄15 g	熟地黄15 g	麦冬15 g	天冬15 g
石斛10 g	黄芩10 g	枳壳10 g	枇杷叶15 g
茵陈15 g	甘草6 g		

共 14 剂，水煎服，每日 1 剂，每日 2 次，于餐后 1 小时服用。嘱咐患者用药期间忌食生冷、辛辣及煎炸食物。

首诊处方为《太平惠民和剂局方》中的甘露饮，方中生地黄、熟地黄、麦冬、天冬、石斛养阴生津、清胃热。其中生地黄可兼泻脾土之湿热，茵陈、黄芩清利脾胃湿热，枇杷叶、枳壳宣通脾胃气机。

【二诊】2018 年 4 月 29 日复诊，患者服药后口舌疼痛程度较前减轻，口腔溃疡愈合时间较前缩短，4～5 天溃疡可愈合，胃脘部胀痛、夜寐多梦有所改善，大便通畅，每日 1 行。舌红，苔薄白，脉沉细。

【二诊处方】在首诊处方基础上加入延胡索 10 g 理气止痛，首乌藤 30 g 养心安神，14 剂，煎服法同前。

【三诊】2018 年 6 月 19 日复诊，患者口腔溃疡发作次数减少，疼痛减轻，溃疡愈合时间明显缩短，舌淡红，苔薄白，脉细。无腹胀腹痛，纳可，停药后仍有夜寐多梦，二便调，要求膏方调理。

【膏方处方】

生地黄 100 g	熟地黄 100 g	麦冬 100 g	天冬 100 g
石斛 100 g	黄芩 100 g	枳实 80 g	枇杷叶 100 g
茵陈 120 g	甘草 60 g	党参 100 g	肉苁蓉 100 g
丹参 100 g	法半夏 100 g	黄连 50 g	大枣 60 g
山茱萸 120 g	泽泻 80 g	山药 100 g	牡丹皮 100 g
茯苓 120 g	合欢皮 100 g	首乌藤 150 g	珍珠母 150 g
白芍 120 g	麦芽 100 g	鸡内金 100 g	玄参 120 g
浮小麦 150 g	当归 80 g	桔梗 100 g	厚朴 80 g
杏仁 100 g	栀子 100 g	郁李仁 100 g	桑椹 120 g
白花蛇舌草 200 g		五指毛桃 300 g	

另加：龟甲胶 150 g，蜂蜜 250 g。

嘱服完 7 剂开路方后开始服用膏方，膏方每日 1 次，每次 20 g，温开水冲服。

【随访】患者服用膏方后口腔溃疡发作频率大大减少，1～2 次/年，口腔溃疡持续时间缩短、溃疡数量较前减少，发作时口舌疼痛程度较前减轻，胃胀胃痛症状消失，多梦及大便干结较前明显改善。

【按语】本例患者多年口腔溃疡，西医诊断属复发性口腔溃疡范畴，中医诊断属口疮、口疳、口糜范畴。中医认为本病的发生与长期情志不调及饮食不节、劳累过度相关。《圣济总门录·口齿门》载："口疮者，由心脾有热，气冲上焦，熏发口舌，故作疮也。"《脾胃论·阴病治阳阳病治阴》曰："饮食失节，及劳役形质，阴火乘于坤土之中……皆先由喜、怒、悲、忧、恐为五贼所伤，而后胃气不行，劳役饮食不节，继之则元气乃伤。"指出饮食不节、起居不慎、劳倦失常、五志过极可导致脾胃元气大伤，脾失健运，湿浊内生，滞于中焦，清阳不升，浊阴不降，日久气郁化火，阴火乘之熏灼上犯，从而导致口舌生疮。

患者由于长期饮食不定时、熬夜劳累而导致脾胃气虚，气郁化火，上熏口舌而发为本病。阴火伤阴耗液，故见多梦、便秘。脾虚生湿，郁久化热，湿热中阻，胃气壅滞，故见腹胀腹痛。

膏方处方以患者阴虚湿热为主要病机，养阴清热、健脾祛湿为其主要治则。该方选用甘露饮、半夏泻心汤、六味地黄丸、黄龙汤加减而成。方中生地黄、熟地黄、麦冬、天冬、石斛养阴生津、清胃热，茵陈、栀子清利脾胃湿热。陈修园先生云"足阳明胃为燥土，喜润而恶燥，喜降而恶升"，故以枇杷叶、枳壳之降以顺之。法半夏消痞散结；黄芩、黄连苦寒泻热以和胃；党参、大枣、炙甘草补脾和中；丹参善于通行血脉，化瘀止痛；五指毛桃与党参、丹参合为角药，补气健脾、活血和血；白花蛇舌草善于清中焦胃热，现代药理学研究证明其有抗炎、调节免疫反应的作用。山茱萸补益肝肾，山药补益脾阴，与熟地黄合用称为"三补"，肝、脾、肾三阴并补。桑椹、龟甲胶加强滋阴补肾之功。泽泻利湿泄浊，防熟地黄之滋腻恋邪；牡丹皮清泻阴火，制山茱萸之温涩；茯苓淡渗脾湿，并助山药之健运，三药为"三泻"。方药"三补三泻"，使补而不腻。《温病条辨》"津液不足，无水舟停"之证。玄参与麦冬、生地黄相配滋阴增液行舟。郁李仁、肉苁蓉、蜂蜜润肠通便；厚朴行气除满、推荡积滞；又肺与大肠相表里，故予桔梗、杏仁宣肺通腑。白芍、当归、阿胶养血补血，合欢皮、首乌藤、浮小麦、珍珠母养心安神，麦芽、鸡内金消食导滞，以防膏方滋腻碍胃。整个膏方气血双补，动静结合，肝脾肾同调，补而不滞。

（冯珍　整理）

黄某，女，45 岁，护士。2020 年 2 月 18 日初诊。

【**主诉**】口腔溃疡反复发作 2 年余。

【**现病史**】患者 2 年来口腔溃疡反复发作，溃疡多分布在口唇内部与舌尖，多处溃疡，反复发作，为求进一步诊疗，于我院门诊就诊。现症见：口唇处多处口腔溃疡，面垢油光，口干口苦，腹胀，伴有嗳气，纳差，心烦失眠，难以入睡，睡后易醒，便秘或大便黏滞不畅，小便短黄，耳鸣时作，月经量偏少夹有血块，偶有痛经，曾多次服用中西药，但疗效不佳。欲寻求中药膏方调理。

【**望诊**】形体偏胖，面垢油光，口唇内见多处口腔溃疡，舌质偏红、苔黄腻。

【**闻诊**】口气臭秽。

【**切诊**】脉滑数。

【**既往史**】无特殊，否认高血压、糖尿病病史。

【**经带胎产史**】末次月经为 2020 年 2 月 5 日，孕 1 产 1，白带平素偏黄、质黏稠。

【**辅助检查**】胃镜检查提示慢性浅表性胃炎伴糜烂，肠镜检查未见明显异常。

【**诊断**】

中医诊断：口疮（湿热内蕴）。

西医诊断：复发性口腔溃疡。

【**证候分析**】患者平素嗜食肥甘厚味之品，饮食不节，湿热内生，湿热内蕴，上蒸口腔，故见口腔黏膜糜烂，口气臭秽。湿热熏蒸头面部，故见面垢油光。热扰心神，心神失养，故见心烦失眠。湿热困阻中焦脾胃，阻碍脾胃气机，则见腹部胀满；脾失健运，湿邪困遏，则兼大便黏腻不爽；湿热交结聚集于下焦，则见小便发黄。舌质偏红、苔黄腻，脉滑数是湿热内蕴之舌脉。

【首诊处方】

法半夏 10 g	黄芩 10 g	黄连 10 g	延胡索 10 g
太子参 30 g	炙甘草 10 g	大枣 10 g	丹参 10 g
鸡内金 10 g	葛根 30 g	白花蛇舌草 20 g	

14 剂，每日 1 剂，水煎服，分 2 次服用。

【二诊】 2020 年 4 月 20 日复诊，服药后，腹胀减轻，无嗳气，口腔溃疡基本愈合（以往发生溃疡需 1 周以上自行愈合），但睡眠质量仍欠佳，入睡困难，眠浅易醒。舌质淡红，苔薄黄，脉弦细。

【二诊处方】

法半夏 10 g	黄芩 10 g	黄连 10 g	太子参 15 g
甘草 6 g	大枣 15 g	合欢皮 15 g	首乌藤 30 g
酸枣仁 10 g	茯神 15 g	丹参 10 g	鸡内金 10 g

7 剂，每日 1 剂，水煎服，分 2 次服用。

【三诊】 2020 年 5 月 25 日复诊，患者口腔溃疡基本愈合，舌质淡红，苔薄白，脉弦。因患者每次口腔溃疡发作与月经有关，经期前后容易复发，患者遂欲寻求膏方治疗。

【膏方处方】

西洋参 100 g	法半夏 100 g	黄芩 100 g	黄连 50 g
生地黄 100 g	熟地黄 150 g	麦冬 100 g	天冬 100 g
石斛 100 g	枳实 100 g	枇杷叶 100 g	茵陈 150 g
大枣 100 g	黄精 120 g	茯苓 100 g	山茱萸 100 g
山药 100 g	泽泻 80 g	牡丹皮 100 g	女贞子 150 g
墨旱莲 100 g	合欢皮 100 g	首乌藤 150 g	白芍 120 g
知母 100 g	黄柏 60 g	麦芽 60 g	陈皮 50 g

浮小麦 100 g　　　玄参 100 g　　　杜仲 100 g　　　延胡索 100 g

鸡内金 100 g　　　当归 100 g　　　益母草 100 g　　　牛膝 100 g

白花蛇舌草 100 g

另加：龟甲胶 100 g，阿胶 500 g，饴糖 150 g，蜂蜜 100 g。

服用方法：每日 1 勺（约 20 g），开水冲服，每日 1 次，月经期暂停服用膏方。

【四诊】2020 年 6 月 25 日复诊，患者服用膏方后口腔溃疡基本未再发作，睡眠质量及体能状态较前改善，已无耳鸣心烦，食欲改善。

【按语】口腔溃疡是一种常见的具有疼痛性、复发性、自限性等特征的口腔黏膜溃疡性损害，以口腔黏膜各部位反复发作的溃疡、灼痛为特征。中医将口腔溃疡归属于口疮、口糜等范畴。

患者为中年女性，湿热致气机阻滞，纳运失健，伤及脉络致溃疡多发；湿热上扰清窍故见寐差；湿热久积不散，郁而生火，阴津亏损，胆气上溢导致口干发苦、纳食差；湿热交结聚集于内，小便发黄。本病发病与脾胃关系密切，脾胃功能失常，脾失健运，胃失受纳，则热毒淤积，痰饮遏阻、酿热化火而致本病。《太平圣惠方》中也提出脾胃火热之气循经上于唇，致使唇红肿生疮。临证所见湿热体质是复发性口腔溃疡者的主要体质类型。

膏方是由半夏泻心汤、甘露饮、知柏地黄丸等加减而成。甘露饮方中的生地黄、熟地黄、麦冬、天冬、石斛可滋养肺肾之阴，解胃之虚热，泻而兼补，且可顾护上、中、下三焦之阴虚；茵陈、黄芩苦寒，凉血清热，有助于泻热而祛湿；枳实、枇杷叶均具有宣畅气机、宣肃肺气之效，有助于化解湿热，并具有抑制火热上行之效。湿热体质患者，膏方中用半夏泻心汤调畅脾胃气机；法半夏启脾胃之阳，以宣畅中焦气机，使湿热之邪无内居之机；太子参、大枣以补脾和中，与甘草相用以扶正祛邪，正气得复，不为邪虐。黄芩清中焦之火，清热解毒燥湿，使脾胃不为湿热所肆虐；配以黄连辛开苦降，使寒凉不冰伏，升散不助火，则清中有散，散中有清。甘草和胃之阴，以保胃气。患者心烦失眠，大便秘结，小便短黄，急躁易怒，耳鸣时作，故以六味地黄汤补益肾精。方中熟地黄滋阴补肾，填精益髓；山茱萸补益肝肾；山药健脾补肺益肾；泽泻利湿而泄肾浊，并能减熟地黄之滋腻，并配以二至丸、女贞子滋补肝肾之阴；墨旱莲甘酸而寒，补养肝肾之阴，又凉血止血。二药性皆平和，补养肝肾，而不滋腻。患者心烦失眠，故加合欢皮解郁除烦安神，首乌藤、浮小麦养心安神；患者月经量少，故以当归补血活血；益母草养血调经止痛；白芍养血柔肝；杜仲、牛膝补益肝肾；针对口腔溃疡疼痛明显，以延胡索行气止痛，白花蛇舌草清热解毒祛湿，黄柏清利湿热；麦芽健脾疏肝，玄参、知母养阴生津；龟甲胶、阿胶滋阴润燥，益气养血，又助出膏，促进黏膜创面愈合。

全方共奏清热泻火、解毒利湿、益气养阴之功，从而使口腔溃疡之发作得以控制。

（晏显妮　整理）

马某，男，52 岁，工人。2019 年 7 月 8 日初诊。

【主诉】反复周身皮肤瘙痒 1 年，再发 3 日。

【现病史】患者诉 1 年前在工厂工作时突发全身皮肤风团样皮疹，尤以四肢、胸背为多，伴瘙痒难忍，遂至皮肤科门诊就诊，诊断为急性荨麻疹，给予氯雷他定等抗组胺药物治疗后可缓解。患者间歇数天后又反复发作，每次服用抗过敏药物后可缓解。患者于 3 日前再发全身皮肤风疹团，以四肢、胸背为多，伴皮肤干燥、瘙痒难忍，口干，心烦，失眠，纳呆，腹胀，大便干结难解、3～4 日 1 行，小便色黄。遂至我院急诊科就诊，予以苯海拉明、葡糖糖酸钙等处理后风疹团、瘙痒逐渐缓解，患者回家后继续服用氯雷他定等药物。现想寻求中药治疗。

【望诊】形体适中，四肢、胸背皮肤见大片鲜红风疹团，高出皮面，有明显的抓痕。舌质红，苔黄腻。

【切脉】脉滑数。

【既往史】否认高血压、糖尿病、心脏病病史。否认药物、食物过敏史。

【辅助检查】2019 年 7 月 5 日查血常规提示嗜酸粒细胞数偏高。查肝肾功能未见异常。

【诊断】

中医诊断：瘾疹（血热风燥、湿热蕴结）。

西医诊断：荨麻疹。

【证候分析】该患者属于血热风燥之瘾疹。该患者患荨麻疹时间长，入血化热，燥热生风，肌肤失养，故见全身皮肤风疹团，伴皮肤干燥、瘙痒；热伤津液，故见口干，便干，尿黄；热扰心神，故见心烦，失眠。岭南地区 7 月份高温，加上湿热之邪侵入，阻滞脾胃，故见腹胀、纳呆。舌质红，苔黄腻，脉滑数，乃血热风燥、湿热蕴结之征象。

荆芥 10 g	防风 10 g	蝉蜕 10 g	苍术 10 g
生地黄 15 g	当归 10 g	知母 10 g	苦参 10 g
胡麻仁 10 g	淡竹叶 10 g	玄参 15 g	麦冬 15 g
甘草 5 g	石膏 20 g（先煎）		

先服开路方中药 7 剂，水煎服，每日 1 剂，每日 2 次，早晚餐后温服。嘱咐患者服药期间忌食海鲜类、腥燥类、辛辣刺激食物。

首诊处方以消风散加减作为开路方。古人云："痒自风来，止痒必先疏风。"方中荆芥善祛血中之风；防风为风中之润剂，长于祛一切风邪；蝉蜕疏散风热透疹，三药为君药，旨在疏风以止痒。苦参清热燥湿，苍术祛风燥湿，意在除湿止痒；石膏、知母清热生津，淡竹叶清心除烦，意在清热除烦，五药共为臣药。又因"治风先治血，血行风自灭"，故用胡麻仁、生地黄、当归、玄参、麦冬养血活血，凉血滋阴，以防风药之燥性，共为佐药。其中生地黄、玄参、麦冬为增液汤滋阴增液，润肠通便。甘草清热解毒，调和诸药，为使药。

【二诊】2019 年 7 月 15 日复诊，患者周身皮肤风疹团较前减少，瘙痒症状明显减轻，口干、心烦、睡眠较前改善，进食量较前增多，仍有腹胀，大便先干后软，较前易排出，2～3 日 1 行，小便色清。舌质红，苔微黄腻，脉滑。患者隔日服用 1 次氯雷他定片，患者想停服西药，继续用中药调理。

【二诊处方】

荆芥 10 g	防风 10 g	蝉蜕 10 g	苍术 10 g
生地黄 15 g	当归 10 g	知母 10 g	苦参 10 g
草果 10 g	槟榔 10 g	厚朴 10 g	黄芩 10 g
甘草 6 g			

共 7 剂，配合膏方服用。

二诊时患者口干、心烦、失眠、大便干症状均较前改善，在首诊处方基础上，去石膏、胡麻仁、淡竹叶、玄参、麦冬，加入达原饮化裁。草果燥湿

中医膏方调理案例精选

80

健脾，除秽浊之湿；槟榔辛散宣湿，行气消积，疏利湿热之邪；厚朴苦降行气，燥湿化浊，破邪气之所结，三药辛开苦降，调畅气机，使湿热秽浊之邪消散。佐以黄芩增强清热燥湿之效。

【膏方处方】

黄芪 100 g	炒白术 120 g	防风 100 g	荆芥 100 g
蝉蜕 80 g	党参 150 g	茯苓 120 g	苍术 80 g
苦参 60 g	胡麻仁 80 g	知母 100 g	生地黄 150 g
当归 100 g	白芍 150 g	川芎 100 g	草果 80 g
槟榔 60 g	厚朴 60 g	黄芩 100 g	黄连 50 g
法半夏 100 g	炒麦芽 100 g	大枣 150 g	黄精 150 g
土茯苓 150 g	甘草 60 g		

另加：龟甲胶 100 g，阿胶 100 g，黄酒 100 mL，饴糖 250 g。

嘱患者先服 7 剂中药，每日 1 剂，每日 2 次。中药服完后开始服用膏方，每日上午、下午各服 1 次，每次 1 小勺（约 20 g），用温开水冲服。服药期间忌食海鲜类、腥燥类、辛辣刺激食物。

【三诊】2019 年 9 月 20 日复诊，经膏方调理 2 个月后，患者精神好，全身皮肤风疹团基本消退，瘙痒消失，且复发少，已停服西药。无口干、心烦，无腹胀，胃口较前改善，大便软，1 ～ 2 日 1 行，小便色清。舌淡红，苔微黄，脉弦。患者要求继续服用膏方调理，故守原膏方继续调养。服药期间忌食海鲜类、腥燥类、辛辣刺激食物。后期随访患者诉荨麻疹未再复发。

【按语】荨麻疹是由变态反应或非变态反应性的刺激因素作用于肥大细胞及嗜碱性粒细胞，脱颗粒释放组胺等血管活性递质而引起的过敏性皮肤病。荨麻疹分为急性荨麻疹和慢性荨麻疹，急性发作时体表出现大小不等、鲜红色或苍白色风团，倏起倏消，瘙痒剧烈，消退后不留痕迹。一般病程超过 6 周为慢性荨麻疹，是一种以顽固性、复发性、难治性伴瘙痒风团为特征的过敏性皮肤病。

本病属中医的瘾疹范畴。本病的病位在肌肤腠理，其病因病机为禀赋不耐、脏腑功能失调、外感邪气、饮食失宜、情志失调等。正如《诸病源候论·风瘙身体隐疹候》所云："邪气客于皮肤，复逢风寒相折，则起风瘙瘾疹……夫人阳气外虚则多汗，汗出当风，风气搏于肌肉，与热气并，则生瘾疹。"本案例患者辨病为瘾疹，辨证属血热风燥、湿热蕴结。患者患有荨麻疹日久，邪气入血化热，血热风燥，肌肤失养，热伤津液，热扰心神，加上湿热之气侵袭，故见皮肤风疹团、皮肤干燥、皮肤瘙痒、口干、心烦、失眠、腹胀、纳呆、便干、尿黄等一派血热风燥、湿热蕴结之象。舌脉象是为佐证。治疗急慢性荨麻疹，需要遵循中医"初病在气，久病在血"及"治风先治血，血行风自灭"的理论。予以消风散和达原饮加减治其标，再予以膏方标本兼顾。消风散出自《外科正宗》，为风湿热邪侵袭、浸淫血脉、郁于肌肤而设。达原饮出自《温疫论》，该方具有开达膜原、辟秽化浊之效，是为瘟疫秽浊毒、邪伏于膜原而设。

由于岭南地区7月份高温湿热，湿热秽浊之邪经常侵犯人体，导致脘腹满闷、呕恶、纳呆、便溏、舌苔厚腻等。本病治疗应结合因地制宜之法，寓意为驱除体内湿热秽浊之邪。二诊膏方中有消风散、达原饮加减，加入半夏泻心汤、玉屏风散、四君子汤化裁。方中荆芥、防风、蝉蜕辛散透达，祛风止痒，使风去则痒止；苍术、苦参、草果、槟榔、厚朴燥湿健脾、行气化湿；法半夏辛温消痞降逆，配伍黄芩、黄连苦寒清热燥湿，诸药合用，以辛开苦降、燥湿消痞、调畅中焦气机。胡麻仁、知母、当归、生地黄、白芍、川芎、黄精凉血滋阴，养血活血；党参、炒白术、茯苓、甘草为四君子汤健脾益气，配伍大枣、炒麦芽健脾消食、顾护脾胃，取"脾旺而不受邪"之意。《素问·评热病论》云："邪之所凑，其气必虚。"黄芪补气固表，配伍炒白术、防风为玉屏风散益气固表，内可大补脾肺以扶持正气，外可增强肌表御邪功能，以抵御外邪侵袭。甘草清热解毒，和中调药。诸药合用，共奏清热燥湿、凉血祛风之功。龟甲胶、阿胶、黄酒、饴糖为出膏药对，具有阴阳双补，调和气血，活血通经之效。全方共奏凉血润燥，祛风止痒，清热燥湿，益气固表之功。全方有补有散，标本兼顾，故取良效。

（周波　整理）

谢某，男，42岁，国企中层干部。2014年11月6日初诊。

【主诉】皮疹1年余，加重1周。

【现病史】患者于1年前无明显诱因下，四肢、躯干皮肤出现形态不一、大小不等的潮红色风团、皮疹，瘙痒难耐，发无定处，时隐时现，骤起骤退，退后不留痕迹。多次就诊，被诊断为"荨麻疹性血管炎"，予口服甲强龙及外用激素治疗，服药期间症状缓解，停药则反复，故来诊。现症见：口干口苦不欲饮，腹胀，胃纳一般，夜眠欠佳，入睡难，眠浅易醒，时有腹痛肠鸣矢气欲便，大便每日行3～4次，便质溏烂黏滞，有排不尽感，小便调。

【望诊】精神疲倦，四肢、躯干皮肤多发风团、皮疹，色潮红，有抓痕、脱屑。舌体胖大、色淡红，苔黄白厚腻。

【切诊】脉弦。

【既往史】否认糖尿病、高血压病史，否认食物、药物等过敏史。

【辅助检查】划痕试验阳性，过敏原筛查显示对螨虫过敏。

【诊断】

中医诊断：瘾疹（湿热郁阻、脾虚血少）。

西医诊断：变应性荨麻疹。

【证候分析】该患者属于湿热郁阻、脾虚血少证。属于虚实夹杂证。患者嗜食鱼腥海味、肥甘厚腻，久则伤脾，导致中焦运化失司，痰湿困阻于脾，湿热内生。湿热日久郁而化热。蕴结动风发于皮肤腠理，则生风团、皮疹。患者失眠，乃湿热上扰神明所致；纳呆、便溏不爽，乃湿热困阻中焦所致；口干、口苦，乃湿热熏蒸，灼伤阴液所致。

【首诊处方】

| 槟榔 10 g | 厚朴 10 g | 草果 10 g | 黄芩 10 g |
| 知母 10 g | 白芍 15 g | 青蒿 10 g | 甘草 10 g |

共7剂。水煎服，每日1剂，每日2次，于餐后2小时服用。嘱咐患者

用药期间忌食生冷、辛辣刺激食物。

　　患者湿热中阻，枢纽失职，以致肌肤腠理皮疹隐现，伴胸脘痞满、纳呆、便溏不爽。首诊处方以达原饮作开路方，方中槟榔、草果、厚朴气味辛烈直达膜原。其中槟榔辛散湿邪，化痰破结，使邪速溃；厚朴芳香化浊，理气祛湿，配草果辛香化浊，宣透伏邪，逐邪外出。凡温热疫毒之邪，最易化火伤阴，故用白芍、知母清热滋阴，并可防诸辛燥药之耗散阴津；配黄芩苦寒，清热燥湿；甘草生用既能清热解毒，又可调和诸药。共奏开达膜原、辟秽化浊、清热解毒之功，可使秽浊得化，热毒得清，阴津得复。

　　【二诊】2014 年 11 月 12 日复诊，风团、皮疹仍未消退，口干口苦不欲饮，胃纳改善，入睡较前容易，但多梦易醒，大便日行 1 ～ 2 次，便质溏烂黏滞，舌脉如前。

　　【二诊处方】

槟榔 10 g	草果 10 g	厚朴 10 g	黄芩 10 g
知母 10 g	白芍 15 g	甘草 5 g	柴胡 10 g
龙齿 30 g（先煎）			

　　共 7 剂，服法同前。

　　在前方基础上加柴胡疏肝、龙齿镇安精神，缓解睡眠障碍。

　　【三诊】2014 年 11 月 19 日复诊，上述症状明显好转，风团、皮疹消退，脱屑不留瘢痕，患者自诉已停用激素，但晨起时仍觉轻微口干口苦，胃纳可，夜眠改善，唯梦多，大便日行 1 ～ 2 次，便质软而成形，舌胖大、色淡红，舌苔黄白稍腻，脉弦。

　　【三诊处方】

槟榔 10 g	草果 10 g	厚朴 10 g	黄芩 10 g
知母 10 g	白芍 15 g	甘草 5 g	柴胡 10 g
黄芪 30 g	白术 15 g	龙齿 30 g（先煎）	

　　共 5 剂，与膏方同服。

【膏方处方】

槟榔 100 g	草果 80 g	厚朴 100 g	黄芩 150 g
知母 120 g	白芍 150 g	炙甘草 100 g	柴胡 100 g
法半夏 100 g	党参 200 g	白术 150 g	茯苓 150 g
生地黄 250 g	土茯苓 150 g	黑豆衣 200 g	熟地黄 250 g
川芎 150 g	当归 150 g	黄精 150 g	枸杞子 150 g
浮小麦 150 g	大枣 150 g	蝉蜕 80 g	五味子 50 g
黄芪 300 g	防风 150 g	龙齿 300 g（先煎）	

另加：生晒参 100 g，阿胶 100 g（烊化）、龟甲胶 100 g、黄酒 100 mL，红糖 100 g。

嘱患者每日上午服膏方 1 次，每次 1 小勺（约 20 g），用温水冲服。下午服中药 1 次，1 剂中药分 2 日服用。

【随访】患者服用后皮疹已消退，其间症状无反复，半年后随访诉症状无再发，纳好，眠可，二便调。

【按语】患者平素嗜食鱼腥海味、辛辣等物，久则内犯脾胃，中焦运化失司，则湿热内蕴。湿热之邪内郁日久化热动风，内不得疏泄，外不得透达，怫郁于皮毛腠理之间则发为瘙痒性风团、皮疹；湿热内扰心神、上扰清窍，故见失眠；湿热内犯肠腑，则纳呆、便溏黏滞。热伤津液则口干口苦，湿浊阻滞则不欲饮。

《丹仙痦述·瘾疹》指出："瘾疹多属于脾，以其隐隐在皮肤之间，发而多痒，或通身红者或不红者。"《疡医大全·斑疹门主论》谓："胃与大肠之湿热亢盛已极，内不得疏泄，外不得透达，怫郁于皮毛腠理之间，轻则为疹。"说明瘾疹与脾胃湿热相关。此为虚实夹杂、本虚标实之证，然急则当先治其标。故诊治先以达原饮加减清化湿热，避秽化浊。瘙痒性风团、皮疹时作时止，伴口干口苦，脉弦，此有邪犯少阳的征象，故三诊时用达原饮原方加柴胡、龙齿。秽浊得化，内热得清，邪气溃散，患者病情缓解，缓则当虑其本，以绝复作。百病所生，各有其因，《内经》云"正气存内，邪不可干""虚处留邪"，患者患病日久，反复发作，当与正气不足有关，正气不足，则内有邪伏，外易邪侵。素体脾胃虚弱，气血生化之源不足，血虚易生风致瘾疹时作，故当扶正以祛邪、防邪，《医宗必读》云"治风先治血，血行风自灭也"。故治以养血润燥祛风，益气固表，避秽化浊，时值冬令，故予膏方缓图。

方中以党参、白术、茯苓、炙甘草四君益气健脾以充后天之源；熟地黄、当归、白芍、川芎四物合阿胶以养血行血；黄芪、白术、防风合为玉屏风散健脾益气固表；生地黄、龟甲胶滋阴凉血，并佐诸温燥之药；炙甘草、浮小麦养心安神、和中缓急；龙齿、五味子收敛、镇静安神；枸杞子、黄精养肝填精；土茯苓兼清湿热；黑豆衣、蝉蜕祛风养血、透疹，同时加入达原饮原方，继续芳香清化遗留之湿热。此外，方中槟榔、厚朴、草果可理气和胃，为"阳药""动药"，使全方补而不腻，便于吸收。

（李元君　李凤霞　整理）

·23· 慢性浅表性胃炎（胃脘痛——气阴两虚）

李某，女，42 岁，家庭主妇。2020 年 11 月 4 日初诊。

【主诉】胃脘部反复隐痛 2 年余。

【现病史】患者自诉近 2 年反复出现胃脘部隐隐作痛，无反酸，无胃灼热感。食纳尚可，睡眠欠佳，难以入睡，睡后易醒，时有盗汗，腰膝酸软，易感疲倦乏力，少气懒言，口燥咽干，频发口腔溃疡，大便干结，1 ～ 2 日 1 行，排便费力，小便调。

【望诊】舌红少津，苔少。

【切诊】脉沉细。

【既往史】无特殊病史，否认高血压、糖尿病病史。

【经带胎产史】月经规则，周期 30 天左右，经期 4 ～ 5 天，经量偏少，色暗，无痛经。孕 2 产 2。

【辅助检查】2020 年 10 月胃镜检查结果显示为慢性浅表性胃炎。血常规、心电图检查未见异常。

【诊断】

中医诊断：胃脘痛（气阴两虚）。

西医诊断：慢性浅表性胃炎。

【证候分析】患者胃痛日久，郁热耗气伤阴，胃失濡养，故见胃痛隐隐。阴虚津少，无以上承，则见口燥咽干，阴虚液耗，无以下溉，则肠道失润而大便干结。此外，患者盗汗、腰膝酸软、舌红少津亦为阴虚之象。疲倦乏力、少气懒言则提示患者亦存在气虚之象。综合来看，患者属气阴两虚之证。

【首诊处方】

党参 15 g	茯苓 15 g	白术 10 g	沙参 15 g
麦冬 15 g	生地黄 10 g	枸杞子 10 g	川楝子 10 g
石斛 15 g	白芍 15 g	合欢皮 15 g	首乌藤 15 g
甘草 6 g	醋延胡索 10 g		

共 7 剂，水煎服，每日 1 剂，每日 2 次，于餐后 1 小时服用。用药期间忌食辛辣刺激或生冷食物。嘱 1 周后复诊。

首诊以 7 剂四君子汤合一贯煎及芍药甘草汤加减调理为开路方，治法为健脾和胃、理气止痛、滋阴安神。其中，党参、茯苓、白术、甘草为四君子汤益气健脾，沙参、麦冬、生地黄等养阴生津，川楝子、延胡索理气止痛，合欢皮、首乌藤养心解郁安神。

【二诊】2020 年 11 月 11 日复诊，患者服中药后诸症缓解。胃痛频率较前减低，疼痛程度较前减轻，大便较前顺畅，但仍感口干，入睡困难，疲倦乏力，舌红少苔，脉细。此诊予患者膏方服用。嘱患者每日上午服膏方 1 次，每次 1 小勺（约 20 g），用温水冲服。

【膏方处方】

太子参 150 g	党参 100 g	法半夏 100 g	黄芩 100 g
黄连 50 g	大枣 100 g	熟地黄 100 g	山药 100 g
山茱萸 100 g	牡丹皮 100 g	泽泻 100 g	茯苓 120 g
合欢皮 100 g	首乌藤 150 g	丹参 120 g	乌药 80 g
石斛 150 g	女贞子 100 g	墨旱莲 100 g	陈皮 50 g
紫苏梗 100 g	沙参 150 g	麦冬 150 g	白芍 150 g
桑寄生 100 g	枸杞子 100 g	酒黄精 100 g	浮小麦 200 g
龙齿 150 g	甘草 60 g	五指毛桃 200 g	醋延胡索 100 g
白花蛇舌草 150 g			

另加：饴糖 250 g，阿胶 80 g，黄酒 80 mL，龟板胶 120 g。

【三诊】2021 年 1 月 5 日复诊，患者上腹隐痛明显好转，睡眠可，无双侧头痛，腰膝酸软改善明显，无反酸嗳气，无胃灼热，无盗汗，二便调。舌淡红、苔薄白，脉细。诸症好转，故守原膏方继续一疗程。

【随访】患者服完第二疗程膏方后已无腹痛、头痛、盗汗、腰酸背痛。近半年未发生胃脘痛。饮食、睡眠可，二便调。

【按语】本例患者上腹部隐痛 2 年就诊，西医诊断为慢性浅表性胃炎，是一种常见的胃病。属于中医胃脘痛、痞满、吞酸等范畴。多由长期情志不遂、饮食不节、劳逸失常而致脾失健运、胃脘失和甚或肝气郁结，日久导致气血亏虚从而引发各种疾病。《脾胃论》指出"胃虚则脏腑经络皆无所受气而俱病"，膏方对于慢性浅表性胃炎的治疗以健脾养胃益气为主，扶正祛邪并重，利于长期坚持，达到根治的目的。

本例患者长时间反复上腹隐痛伴睡眠差、头痛，且盗汗、腰膝酸软、频发口腔溃疡，大便偏干，结合舌脉辨证为气阴两虚。故遵《内经》"损则益之""虚则补之"之原则进行处方用药。

时值秋冬，正是膏方进补的时节。首诊给予四君子汤合一贯煎及芍药甘草汤加减，二诊给予膏方调理。该膏方以半夏泻心汤、六味地黄丸、芍药甘草汤等加减，投以多种补益之药，适合久病虚损的人群。方中半夏泻心汤调和脾胃，辛开苦降，"一升一降，一温一寒，气机调和，阴阳协调"，使整方滋补而不积滞。方中的人参改为太子参、党参、沙参、丹参，四参合用，灵活化裁半夏泻心汤，提高其益气养阴的功效。六味地黄丸（熟地黄、山药、山茱萸、牡丹皮、泽泻、茯苓）加桑寄生、酒黄精、枸杞子滋补肝肾、养阴明目。方中二至丸（女贞子、墨旱莲）加沙参、麦冬等共同滋阴，合欢皮、龙齿、浮小麦、首乌藤安神，陈皮、紫苏梗理气，乌药、延胡索理气止痛。加入白花蛇舌草，清热解毒，消肿散结，利尿通利。现代药理学研究表明该药对于胃病，尤其是慢性浅表性胃炎、出血性胃炎、糜烂性胃炎、胃溃疡和十二指肠球部溃疡有一定的治疗作用，可以消除黏膜的水肿、渗出和糜烂，能够抑制炎症和免疫反应，对溃疡具有很好的治疗效果。全方益气养阴、健脾养胃、寒热平调。

（张小可　整理）

毛某，男，63 岁，退休人员。2019 年 1 月 8 日初诊。

【主诉】 反复上腹胀满不适 5 余年，加重 2 个月。

【现病史】 患者自诉大约 5 年前开始反复上腹部胀满不适，伴有嗳气，间断口服助消化药物（具体不详）缓解，平素易上火，眼睛干涩，口干，口腔溃疡反复。近 2 个月症状发作频繁，经家人劝告今日来院就诊，现症见：腹胀，胸闷心烦，纳眠差，入睡难为主，口干、口苦，大便偏干，近 2 日未解大便，小便偏黄。

【望诊】 形体瘦削，舌质红，苔白稍腻。

【切诊】 脉弦滑。

【既往史】 无特殊，否认高血压、冠心病、糖尿病病史。

【辅助检查】 肝胆脾胰超声检查及心电图检查未见明显异常，2018 年 12 月胃镜及肠镜检查显示慢性浅表性胃炎。2019 年 1 月 8 日中医体质量表检查结果为阴虚兼夹湿热体质。

【诊断】

中医诊断：胃痞病（阴虚湿热）。

西医诊断：慢性浅表性胃炎。

【证候分析】

该患者属阴虚湿热，病属正虚邪实。本源亏虚，易受邪干，体内易居湿热邪气，加之本虚无力宣化壅滞中焦的湿热之邪，气机郁阻，使脾胃升降功能失调，以致腹胀胸闷，遇饮食不当或外感湿热之邪，则病情反复加重。脾胃受纳运化失常，故纳差；阴虚湿热，肾阴不足且不能上交于心，加之湿热之邪内扰心神，故心烦失眠。口干、口苦，大便干结、小便黄、舌脉象皆为阴虚湿热之象。

【首诊处方】

太子参 15 g	法半夏 15 g	黄芩 15 g	黄连 10 g
丹参 10 g	石斛 10 g	墨旱莲 15 g	女贞子 15 g
甘草 6 g	合欢皮 15 g	首乌藤 30 g	
白花蛇舌草 15 g			

共 7 剂，每日 1 剂，水煎服，分早晚 2 次服。1 周后复诊开膏方处方。

【二诊】2019 年 1 月 15 日复诊，患者腹胀、口干口苦明显缓解，睡眠改善，大便细条状，1～2 日 1 行，小便常，舌尖红，脉弦滑。

【膏方处方】

太子参 100 g	法半夏 100 g	黄芩 100 g	黄连 50 g
丹参 100 g	合欢皮 150 g	首乌藤 200 g	乌药 100 g
甘草 60 g	石斛 100 g	陈皮 50 g	女贞子 100 g
墨旱莲 100 g	沙参 120 g	麦冬 100 g	白芍 100 g
紫苏梗 100 g	酒黄精 100 g	浮小麦 150 g	蒲公英 100 g
柴胡 100 g	枳实 100 g	生蒲黄 50 g	五灵脂 50 g
大枣 100 g	白花蛇舌草 100 g		
龙齿 300 g（先煎）			

另加：阿胶 80 g，龟甲胶 80 g，饴糖 150 g，黄酒 80 mL。

嘱患者每日早晚各服膏方 1 次，每次 1 小勺（约 20 g），用温水冲服。

【随访】患者服用膏方 40 余天后无上腹胀闷、无嗳气，无眼睛干涩，无口干，纳眠可，二便调。

【按语】本例患者因多年反复上腹部胀满感而就诊。嗳气，胸闷心烦，口干口苦，纳眠差，入睡难；大便偏干，小便黄，舌质红，苔薄稍腻，脉弦滑。结合中医体质量表辨为阴虚兼夹湿热体质，病为胃痞病，证属阴虚湿热。《内经》云"年四十而阴气自半""男子七八，肝气衰，筋不能动；八八，天癸竭，精少，肾脏衰，形体皆极，则齿发去"。患者年六十三，肝肾之阴匮乏为本虚；脾胃运化不健，积湿热于内为邪实；病位在胃，病机是中焦气机不利，脾胃升降失职为病机关键。

法当补肝脾肾，调和气机，清热化湿。以半夏泻心汤加减制成膏方，补虚泻实，以补助泻。半夏泻心汤为主方加减一则健脾消痞，清热化湿；二则寒温并用以和阴阳，辛苦并进以顺升降，使脾胃的气机升降得以平衡。用二至丸、石斛、黄精、沙参、麦冬、白芍滋阴；乌药、紫苏梗、陈皮、柴胡、枳实行气，静中有动，防气滞；"久病多瘀"，加用失笑散、丹参活血化瘀；白花蛇舌草、蒲公英清肠胃之热；合欢皮、首乌藤养心安神；甘草调和诸药，用饴糖、龟甲胶、阿胶收膏。全方共奏和胃消痞，清热化湿，调和阴阳，安神助眠之功。药后随访，患者诸症改善，嘱患者按时作息，规律饮食，谨防再发。

阴虚兼夹湿热体质属合并体质，具有阴液亏损的潜在病理，又存在湿热蕴盛的外在病证，以阴液亏虚为本，湿热内阻为标，治疗宜遵循急者治标、缓者治本、标本同治的原则。从肝、肾、脾、胃入手，用沙参麦冬汤、二至丸、半夏泻心汤进行化裁，先以汤方开路摸底试效，最后以膏方缓治善后，达祛病调体，平和阴阳。根据体病相关论，体质与多种疾病存在密切的关系，从体质入手，对疾病的预防、治疗及转归有很重要的意义。

陈瑞芳临床诊治疾病时，以患者的体质为出发点，全面考虑体质因素对疾病转归、预后的影响，用药时以改善偏颇体质为本，结合患者病证，标本兼治，最后再辨体施养。从体质角度论治疾病，可从根本上调理体质，提高疾病的临床治愈率并降低复发率。

（金燕 整理）

何某，女，36 岁，办公室文员。2021 年 9 月 8 日初诊。

【**主诉**】反复上腹部胀闷不适 1 年，纳差 3 天。

【**现病史**】患者自诉近 1 年反复出现上腹部胀闷不适，时缓时发，反复打嗝，有饱胀感，无腹痛腹泻。3 天前患者与家人吃牛肉火锅后，出现剧烈腹痛，胃脘部胀闷不适，反复打嗝，恶心欲呕，早饱感，纳差，食后胃胀感加重，口苦，口气重，大便每日 2～3 次，排水样便。急诊治疗后（具体药物不详）腹痛缓解。现症见：疲乏，上腹部胀闷不适，早饱感，纳差，食后胃胀感加重，口苦，口气重，烦躁易怒，大便 2 日未行，浅眠，夜梦多。

【**望诊**】体型中等，面色白，舌淡，苔白厚，舌双侧边缘见齿痕。

【**切诊**】脉弦。

【**既往史**】否认高血压、糖尿病病史。

【**辅助检查**】2019 年 9 月胃镜检查提示慢性浅表性胃炎，幽门螺杆菌阴性。

【**诊断**】

中医诊断：胃痞病（肝郁脾虚）。

西医诊断：慢性浅表性胃炎。

【**证候分析**】该患者平素因辅导小孩功课，忧思太过，肝气郁滞，肝木克脾土，脾虚不运，中焦气机阻滞，升降失常，而出现上腹部胀闷不适。再因饮食不节，暴饮暴食，吃牛肉火锅导致中焦积热，食谷不化，影响脾胃运化功能，使得症状加重，湿热下注大肠出现水样便。患者疲乏，上腹部胀闷不适，早饱感，纳差，烦躁易怒，夜梦多等为肝郁脾虚之症；舌淡，苔白厚，舌双侧边缘见齿痕，脉弦等舌脉之象可以辅助诊断。

【**首诊处方**】

法半夏 10 g	黄连 5 g	黄芩 10 g	炙甘草 10 g
党参 30 g	葛根 30 g	陈皮 6 g	合欢皮 15 g
首乌藤 30 g	海螵蛸 15 g	延胡索 10 g	
砂仁 6 g（后下）		白花蛇舌草 20 g	

中药 7 剂，水煎服，每日 1 剂，每日 2 次，于餐后 1 小时服用。嘱咐患者用药期间忌食生冷、辛辣刺激食物，勿暴饮暴食。

首诊处方以法半夏泻心汤合葛根芩连汤加减，健脾祛湿，疏泄大肠积热，调和肝胃，配伍合欢皮疏肝解郁，首乌藤养血安神，白花蛇舌草清热祛湿，延胡索理气止痛，砂仁健脾理气消胀，海螵蛸制酸止痛。

【二诊】2021 年 9 月 15 日复诊，服药后，患者上腹部胀闷、早饱感、纳差症状缓解，仍偶有打嗝、嗳气，无口苦，大便每日 1 行，成形，仍有不净感，时感疲倦，容易烦躁。睡眠较前改善，无夜梦，仍浅眠，舌淡，苔白，脉弦。患者要求膏方调理。

患者服药后症状改善，效不更方，有打嗝、嗳气，在原方基础上加柿蒂。

【二诊处方】

法半夏 10 g	黄连 5 g	黄芩 10 g	炙甘草 10 g
党参 30 g	葛根 30 g	陈皮 6 g	合欢皮 15 g
首乌藤 30 g	柿蒂 30 g	延胡索 10 g	海螵蛸 15 g
砂仁 6 g（后下）		白花蛇舌草 20 g	

共 7 剂，水煎服，每日 1 剂，每日 2 次，于餐后 1 小时服用。嘱患者先服用开路方 7 天，继续健运脾胃，以便后期膏方调理。

【膏方处方】

法半夏 100 g	黄芩 100 g	黄连 50 g	黄芪 100 g
桂枝 100 g	白芍 200 g	大枣 100 g	党参 150 g
白术 100 g	茯苓 100 g	酸枣仁 100 g	丹参 100 g
乌药 100 g	延胡索 100 g	蒲公英 100 g	炙甘草 100 g
葛根 150 g	合欢皮 100 g	首乌藤 150 g	海螵蛸 150 g
鸡内金 100 g	柴胡 100 g	枳实 100 g	栀子 30 g
淡豆豉 100 g	三七 30 g	赤小豆 50 g	柿蒂 150 g
炒谷芽 100 g	陈皮 50 g	五指毛桃 200 g	
白花蛇舌草 150 g			
另加：龟甲胶 60 g，阿胶 60 g，黄酒 60 mL，饴糖 250 g。			

嘱患者服用中药 1 周后开始服用膏方，每日上午服膏方 1 次，每次 1 小勺（约 20 g），用温水冲服。

【三诊】2021 年 11 月 19 日复诊，患者经膏方调理 1 个月后，无上腹部胀闷、早饱感，打嗝、嗳气症状明显缓解，纳可，大便成形、稍软、每日 1 行，眠可。舌淡，苔薄白，脉弦。患者希望继续调理脾胃功能，故守原方继续膏方调养 2 个月。

【随访】患者服膏方 1 个月后上腹胀闷、早饱感、纳差等症状消失，无反酸嗳气，无胃灼热感，大便规律成形、每日 1 行。眠可。嘱患者 12 月下旬前来复诊，再辨证服用膏方调理气虚体质。

【按语】患者以上腹部胀闷不适、纳差为主要症状，胃镜检查提示浅表性胃炎，符合慢性浅表性胃炎的诊断，中医归属于胃痞病范畴。《素问·病机气宜保命集》曰："脾小能行气于肺胃，结而不散则为痞。"心下痞满，触之无形，按之不痛，望之无胀大，时作时止、时轻时重，是中焦气机阻滞、升降失和所致。

患者日常容易多思多虑，常暴饮暴食，脾胃功能受损，脾胃虚弱，又日常辅导小孩功课导致情绪不佳，肝郁气滞，肝木克脾土，气机升降不利，中焦气机阻滞，形成肝郁脾虚的胃痞病。食牛肉火锅导致胃肠积热太过，加重肝郁脾虚之症，口苦、腹胀、纳差症状加重，湿热化火上扰心神，导致烦躁、睡眠不佳、夜梦多，湿热下注大肠，出现腹泻、水样便。当时舌脉之象为佐证。

患者首诊时中焦积热、大肠湿热的症状较明显，用半夏泻心汤合葛根芩连汤先健脾祛湿，化中焦、大肠之湿热。半夏泻心汤和葛根芩连汤均为伤寒经方。半夏泻心汤寒热平调、消痞散结，葛根芩连汤可以治疗协热下利。中焦阴阳升降失常，中气虚弱，故见呕吐、下利。法半夏辛温散结、降逆止呕，为方中君药。葛根辛甘而凉，入脾胃经，能升脾胃清阳，为臣药。干姜温中散寒，与苦寒泻热的黄芩、黄连相配伍，寒热平调、辛开苦降。合欢皮疏肝解郁，首乌藤养血安神，白花蛇舌草清热祛湿，延胡索理气止痛，砂仁健脾止泻，海螵蛸制酸止痛。患者首诊后大肠湿热症状缓解，中焦气机不利、脾胃虚弱之表现仍有。此时恐脾胃虚弱，膏方滋腻困脾，故继续服用半夏泻心汤加减作为开路方，以健脾祛湿，作为探路之用。

考虑患者肝郁脾虚症状日久，平素容易中焦积热化火。膏方以半夏泻心汤合黄芪建中汤为主方，辨证配伍其他清热祛湿药物，健脾养肾，清热祛湿，调畅中焦气机。《金匮要略·血痹虚病》云："虚劳里急，诸不足，黄芪建中汤主之。"黄芪甘温补虚，益卫固表。黄芪可以补虚使表实，表固则邪气自去。方中黄芪、大枣、炙甘草健脾益气，桂枝、生姜温阳散寒，白芍缓急止痛，饴糖补脾。全方药物使得阳生阴长，建中补虚。《伤寒论》云："伤寒五六日，呕而发热者，柴胡汤证具，而以他药下之，柴胡证仍在者，复与柴胡汤。此虽已下之，不为逆，必蒸蒸而振，却发热汗出而解。若心下满而硬痛者，此为结胸也，大陷胸汤主之；但满而不痛者，此为痞，柴胡不中与之，宜半夏泻心汤。"法半夏性温，散结消痞、降逆止呕；干姜温中散寒；黄芩、黄连苦寒，清热祛湿；党参、大枣甘温健脾益气。全方辛开苦降，寒热平调。黄芪建中汤与半夏泻心汤配伍，加强健脾益气之力，又辛开苦降，调畅中焦气机。白花蛇舌草、蒲公英清热祛湿解毒。三七活血化瘀，为膏方中动药，与补益药物相合，动静结合，舒畅郁滞经络。柴胡疏肝解郁、升举阳气；淡豆豉宣发郁热；鸡内金健胃消食；炒谷芽健脾开胃；柿蒂降逆止呃；以上药物调畅中焦气机，调和肝胃。国医大师邓铁涛曾强调，治疗脾胃疾病除了健脾，还需要顾护脾胃之阴，因为脾胃疾病日久多出现胃阴不足之象。所以膏方中配伍龟甲胶、阿胶滋养胃阴。此膏方既能健脾益气，又能疏肝结郁，调畅中焦气机，可以解除患者肝郁脾虚之困，全方阴阳双调，动静结合，故患者服后效果明显。

（常少琼　整理）

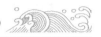

冯某，男，45 岁，公务员。2019 年 10 月 9 日初诊。

【**主诉**】反复胃脘部胀痛 3 年余。

【**现病史**】患者 3 年前熬夜后出现胃脘部胀痛，食后尤甚，伴嗳气、反酸、胃灼热，偶有恶心呕吐，工作压力大及饥饱失常时加重。2017 年 7 月胃镜检查提示慢性浅表性胃炎，予奥美拉唑肠溶胶囊、香砂养胃丸，服用后症状可缓解，但上述症状仍反复发作。2019 年 8 月胃镜检查提示慢性萎缩性胃炎伴糜烂，病理提示中度肠上皮化生、胃黏膜中度萎缩。碳 13 呼气实验阴性。为求进一步诊疗，患者于我院门诊就诊。现症见：胃脘部胀痛，食后尤甚，口干、口苦、口气臭秽，汗多，嗳气反酸，每因情志因素而痛作；平素容易口腔溃疡，无恶心呕吐，无烧灼感。纳眠可，二便调。

【**望诊**】患者形体消瘦，舌淡红苔薄白，舌中部见少量黄腻苔。

【**闻诊**】言语清晰，对答切题，言语清亮，无呃逆嗳气，未闻及异常呻吟声。

【**切诊**】胃脘部轻压痛，腹部未扪及异常症瘕积聚，脉弦细。

【**既往史**】无高血压、糖尿病病史，无输血、外伤史。

【**辅助检查**】2017 年 7 月胃镜检查示慢性浅表性胃炎；2019 年 8 月胃镜检查提示慢性萎缩性胃炎伴糜烂，病理提示中度肠上皮化生、胃黏膜中度萎缩。碳 13 呼气试验阴性。

【**诊断**】

中医诊断：胃痛（肝胃不和）。

西医诊断：慢性萎缩性胃炎。

【**证候分析**】

患者工作压力较大，长期思虑太过，精神紧张，肝失疏泄，横逆犯胃，影响脾胃中焦气机，使脾之健运及胃之受纳功能失常。胃失和降，则表现为胃脘胀痛，呃逆嗳气；气郁胃中而生热，可见反酸嘈杂。肝郁日久化火，可见口干、口苦、口气臭秽。舌淡红，苔薄白，舌中部见少量黄腻苔，脉弦细，为肝胃不和之舌脉。

【首诊处方】

党参 15 g	柴胡 10 g	法半夏 10 g	黄芩片 10 g
大枣 15 g	丹参 15 g	合欢皮 15 g	乌药 15 g
半枝莲 15 g	延胡索 10 g	炙甘草 10 g	

共 7 剂，嘱每日 1 剂，水煎服，煎至 150 mL，每日 2 次，早晚饭后 1 小时温服。

【膏方处方】

党参 150 g	法半夏 100 g	黄芩 150 g	黄连 50 g
大枣 150 g	乌药 100 g	莪术 60 g	鸡内金 100 g
半枝莲 150 g	延胡索 100 g	海螵蛸 150 g	合欢皮 150 g
首乌藤 300 g	丹参 150 g	桂枝 100 g	白芍 200 g
黄芪 150 g	浮小麦 200 g	紫苏梗 150 g	柿蒂 150 g
生地黄 100 g	麦冬 100 g	沙参 100 g	石斛 100 g
三七 50 g	三棱 60 g	白花蛇舌草 150 g	

另加：龟甲胶 80 g，阿胶 80 g，饴糖 180 g。

嘱患者口服膏方，每日 1 次，每次约 20 g，温开水冲服。

【二诊】2019 年 11 月 29 日复诊，患者诉服用膏方 1 周之后出现口腔溃疡，下唇黏膜见 2 个绿豆大小的溃疡，疼痛甚，口气臭秽。大便干燥难以排出，每日 1 行，口干明显，偶有胃痛胃胀，无嗳气反酸，无胃脘部烧灼感，纳眠可，小便正常。舌质红，中有裂纹，脉弦数。

患者服用膏方后出现上火现象，予甘露饮为开路方专治口腔溃疡。

【二诊处方】

生地黄 15 g	熟地黄 15 g	天冬 15 g	麦冬 15 g
石斛 15 g	黄芩 10 g	枳实 15 g	枇杷叶 15 g
茵陈 215 g	甘草 6 g		

共 7 剂，每日 1 剂，水煎服，煎至 150 mL，早晚饭后温服，嘱暂停膏

方，待口腔溃疡痊愈后继续服用膏方。

【三诊】2020年1月24日复诊，患者诉服用中药1周后口腔溃疡基本愈合，继续服用膏方后胃痛胃胀较前明显缓解，口臭消失，无呃逆嗳气、反酸呕吐等不适，大便每日1行，无排便困难，纳眠可，二便正常。舌质淡红，苔薄黄，脉弦。继续服用原膏方一料调理。

【随访】同年4月下旬电话随访，患者谓诸症消失，待冬季再过来开膏方调养身体。

【按语】慢性萎缩性胃炎属于中医学胃痛、痞满范畴。《素问·痹论》云"饮食自倍，肠胃乃伤"。患者平素嗜食辛辣之品，素体湿热偏盛，湿热之邪与胃中浊气相搏结熏蒸，则见口气秽浊，口干、口苦、口腔溃疡；湿热困阻大肠，传导失司，则见便质干结，排便困难。另外，患者长期工作压力大，肝失疏泄，气机郁结，肝气横逆犯胃，中焦气机升降失调，则见胃痛胃胀；湿浊久蕴化热成毒，久病成瘀，湿毒瘀血阻络，瘀从毒结，日久导致胃黏膜萎缩及肠上皮化生。

慢性萎缩性胃炎病程较长，仅以数剂中药难以奏效，若拟方缓投，熬制成膏，则可徐徐收功。以膏方调治慢性萎缩性胃炎绝非太子参、白术等补脾益气药物的简单叠加，陈瑞芳更强调临床处方用药均以辨证论治为总则。调理脾胃之病，除了治以甘温之味补脾胃虚损之外，还应该从岭南特有的气候、地域所致的岭南人特有的体质特点着手，针对邪实情况，加用活血化瘀、清热祛湿、消积散结等祛邪泻实之剂。方中党参益气健脾，培土资源，使"正气存内，邪不可干"；法半夏燥湿和逆降胃，辛开散结，与党参、炙甘草、大枣配伍升补清阳；黄芩、黄连清热燥湿，苦降胃气以泄其浊阴，加入乌药、延胡索以加强行气止痛之功。慢性萎缩性胃炎迁延反复，并导致胃黏膜肠上皮化生，其必然有"瘀毒"作祟，故以白花蛇舌草、半枝莲清热利湿解毒，丹参、三棱、莪术活血化瘀，以期抑制细胞癌变，逆转胃黏膜肠上皮化生。慢性萎缩性胃炎多伴胃脘疼痛、呃逆、嗳气、反酸，故以桂枝温经通脉止痛，白芍、饴糖缓急止痛，柿蒂降逆止呃，紫苏梗行气宽中，海螵蛸制酸止痛，鸡内金健脾消积。"胃不和则卧不安"，故膏中加入合欢皮、首乌藤、浮小麦养心安神。患者平素多发口腔溃疡，叶天士云"阳明胃土得阴则安"，故以麦冬、石斛、龟甲胶养阴益胃，生地黄养阴生津；龟甲胶、阿胶为血肉有情之品，可以促进胃黏膜修复和愈合。诸药合用，全方辛开苦降，补泻兼施，中气得和，则痞满可除。

（晏显妮　整理）

·27· 慢性萎缩性胃炎（胃痛——肝胃不和、气滞血瘀）

唐某，男，41岁，业务员。2021年4月5日初诊。

【主诉】 胃部疼痛1年余，加重1个月。

【现病史】 患者自诉胃痛1年余，近1个月来频率和疼痛程度加重。每当饱腹时胃部胀痛，情绪紧张时尤甚。偶有嗳气反酸，无烧灼感。最近2日口气重，晨起口苦。平素应酬烟酒较多，销售工作精神压力比较大。眠差，经常失眠。患者常因工作关系饮食不规律，或食不定时，或暴饮暴食，大便溏。

【望诊】 舌暗红，苔黄。

【切诊】 脉弦滑。

【辅助检查】 2020年12月胃镜检查提示慢性萎缩性胃炎。病理提示轻度肠上皮化生，胃黏膜轻度萎缩。

【诊断】

中医诊断：胃痛（肝胃不和、气滞血瘀）。

西医诊断：慢性萎缩性胃炎（肠上皮轻度化生）。

【首诊处方】

党参30 g	法半夏10 g	黄芩10 g	黄连5 g
大枣15 g	延胡索10 g	海螵蛸15 g	合欢皮15 g
首乌藤30 g	丹参10 g	炙甘草10 g	
白花蛇舌草20 g			

共7剂，水煎服，每日1剂，每日2次，于餐后1小时服用。嘱咐患者用药期间规律作息、减少应酬、放松心情，忌烟酒及冰冻饮食。

首诊处方以半夏泻心汤作为基础方，方中法半夏散结消痞；黄芩、黄连苦寒泻热消痞；党参、大枣甘温益气、补脾气；丹参活血通络祛瘀；白花蛇舌草活血化瘀、清热解毒；合欢皮、首乌藤宁心安神、解郁和血。

【二诊】 2021年4月12日复诊，患者诉服中药后胃痛胃胀明显改善，睡眠好转，但仍早醒，每天凌晨4—5点醒，醒后难以再入睡。二便调，纳可，舌暗淡，苔薄白，脉弦细。

【二诊处方】

党参30 g	法半夏10 g	黄芩10 g	黄连5 g
大枣15 g	延胡索10 g	海螵蛸15 g	合欢皮15 g
首乌藤30 g	丹参10 g	炙甘草10 g	
白花蛇舌草20 g			

共7剂，每2日1剂，每日1次。

【膏方处方】

党参150 g	黄芪100 g	丹参100 g	法半夏100 g
黄连60 g	黄芩100 g	石斛100 g	大枣150 g
浮小麦200 g	延胡索150 g	半枝莲120 g	首乌藤150 g
合欢皮150 g	麦冬150 g	天冬150 g	鸡内金100 g
沙参120 g	柴胡100 g	白芍200 g	香附80 g
桂枝100 g	麦芽120 g	茵陈120 g	布渣叶120 g
三七50 g	陈皮50 g	川芎100 g	郁金100 g
白术100 g	白花蛇舌草150 g		

另加：阿胶150 g，饴糖250 g，黄酒150 mL，龟板胶120 g。

嘱患者每日上午服膏方1次，每次1小勺（约20 g），用温开水冲服，下午服中药汤剂1次。

【随访】 患者服膏方2个月后无腹痛腹胀，无反酸嗳气，无胃灼热感；大便规律，每日1行。睡眠质量提高，生活质量明显改善。患者要求继服用一料膏方。

【按语】《素问·痹论篇》云"饮食自倍，肠胃乃伤"，患者平素饮食不节，或过饥过饱，损伤脾胃，胃气壅滞，致胃失和降，不通则痛。又因工作压力大，长期应酬。肝属木，为刚脏，性喜条达而主疏泄；胃属土，喜濡润而主收纳。肝胃之间，木土相克。肝气郁结，易于横逆犯胃，以致中焦气机不通，发为胃病。肝与胃是木土乘克的关系。若忧思恼怒，气郁伤肝，肝气横逆，势必克脾犯胃，致气机阻滞，胃失和降而痛。"不通则痛"，理气、消食、泻热、除湿皆能起到"通"的作用。

膏方予柴胡疏肝散加减，疏肝理气、活血止痛。柴胡疏肝解郁；白芍养血柔肝；川芎、延胡索活血行气止痛；郁金、香附疏肝理气止痛；陈皮理气行滞；党参、法半夏、黄连、黄芩、大枣取半夏泻心汤辛开苦降之意；石斛养胃阴；麦芽、鸡内金、山楂健脾消食；布渣叶、茵陈祛湿，适合当时季节和岭南气候，防止膏方滋腻碍脾。

慢性萎缩性胃炎迁延反复，导致胃黏膜轻度萎缩、肠上皮化生，乃肝郁化火、久病入络，导致瘀血内结，病情至此。《临证指南医案·胃脘痛》云"胃痛久而屡发，必有凝痰聚瘀"，因此，加入白花蛇舌草、半枝莲清热利湿解毒；丹参、三七活血化瘀，一定程度上抑制细胞癌变。"胃不和则卧不安"，遂加入首乌藤、合欢皮疏肝理气安神；为防诸"气药"太过而伤阴，故加入沙参、麦冬、天冬养阴生津。龟板胶、阿胶为血肉有情之品，可以促进胃黏膜修复及愈合。诸药合用，辛开苦降、补泻兼施、胃得"通"则不痛。

（李凤霞　整理）

中医膏方调理案例精选

廉某，女，28 岁，公司文员。2020 年 11 月 28 日初诊。

【主诉】反复吐酸 1 年余，加重 1 个月。

【现病史】患者自诉 1 年来反复吞吐酸水，无明显腹痛，嗳气臭腐，伴有上腹部胀闷，间断口服药物治疗（具体不详），腹胀缓解，吐酸未见明显缓解。平素怕冷，手足不温，近 1 个月症状发作频繁。现症见：反酸，吞吐酸水，腹胀胸闷，纳眠差，二便调。

【望诊】舌淡、苔白。

【切诊】脉弦缓。

【既往史】无特殊，否认糖尿病病史。

【辅助检查】肝胆脾胰超声检查及心电图检查未见明显异常，2020 年 11 月胃镜检查显示胆汁反流性胃炎。

【诊断】

中医诊断：吐酸病（脾胃虚寒）。

西医诊断：胆汁反流性胃炎。

【证候分析】该患者属脾胃虚寒，病属正虚。脾胃虚寒，易内生湿邪，湿土久郁体内熏蒸作酸，气机郁阻，使脾胃升降功能失调，以致腹胀胸闷、脾胃虚弱、受纳运化失常，故纳差。舌淡苔白、脉弦缓皆为脾胃虚寒之象。

【首诊处方】

党参 15 g	白术 15 g	茯苓 15 g	炙甘草 10 g
紫苏梗 15 g	吴茱萸 3 g	神曲 15 g	谷芽 15 g
麦芽 15 g	瓦楞子 15 g	法半夏 15 g	
砂仁 10 g（后下）			

共 14 剂。水煎服，每日 1 剂，每日 2 次，早晚餐后服用。嘱咐患者用药期间忌食生冷食物。

首诊处方以香砂六君子汤加减为开路方温养健脾、制酸和胃。方中用党参、白术补气健脾，茯苓健脾渗湿，砂仁、紫苏梗理气消胀，吴茱萸疏肝降逆、散寒止痛，瓦楞子制酸和胃，神曲、麦芽、谷芽健脾和胃，法半夏燥湿和胃、降逆止呕。

【二诊】2020年12月12日复诊，患者反酸明显减少，无胸闷，偶有腹胀，纳眠可；二便调，舌淡苔白，脉弦缓。予以膏方巩固疗效。

【膏方处方】

法半夏100 g	首乌藤150 g	黄芩100 g	党参150 g
茯苓150 g	白术150 g	紫苏梗120 g	砂仁60 g
延胡索100 g	吴茱萸30 g	瓦楞子100 g	海螵蛸100 g
神曲100 g	黄连50 g	干姜80 g	菟丝子100 g
麦芽100 g	鸡内金100 g	炙甘草80 g	黄芪100 g
桂枝100 g	白芍200 g	防风100 g	藿香100 g
佩兰100 g	陈皮50 g	大枣100 g	淫羊藿80 g
白花蛇舌草200 g			

另加：鹿角胶50 g，阿胶100 g，饴糖250 g，黄酒100 mL。

嘱患者每日服膏方2次，早晚各1次，每次1小勺（约20 g），用温水冲服。

【三诊】2021年1月12日复诊，服用膏方后患者精神可，少有反酸，无腹胀胸闷，纳眠可，舌淡苔白，脉缓。本虚防复，时值冬令，继续予膏方巩固疗效。

【随访】患者服用膏方2个月后诸症好转，无反酸，无腹胀、纳眠可，二便调。

【按语】《四明心法·吞酸》说："凡为吞酸尽属肝木，曲直作酸也。盖寒则阳气不舒，气不舒则郁而为热，热则酸矣。"可知吐酸一证，不仅有寒热之分，还离不开治肝。开路方香砂六君子汤为四君子汤加木香、砂仁而成，配伍吴茱萸、瓦楞子等暖肝制酸药物，共奏温养健脾、制酸和胃之功。四君子汤出自《太平惠民和剂局方》，为补益剂，具有益气健脾之功效。方中人参、白术、茯苓、甘草四味，不热不燥，适度施力，遵"君子致中和"之古意。人参益气，扶中养胃；白术健脾燥湿，助运化；茯苓渗湿利水；甘草调和药性，全方既可补气，又可健脾去湿，一般脾土虚弱之人皆可选用。

加上陈皮、法半夏组成六君子汤，在益气健脾基础上，增加了和胃化湿的功能。香砂六君丸由六君子汤加木香、砂仁组成。木香、砂仁是芳香、行气、醒脾的药物，可以推动脾胃的消化功能，增加了理气畅中等功能。

本案膏方处方运用香砂六君子汤、半夏泻心汤合黄芪建中汤，再合入一些辅助中药，助出膏滋，疗效甚好。《伤寒论》曰"但满而不痛者，此为痞，柴胡不中与也，宜半夏泻心汤"，脾胃同居中焦，为升降及水饮上达下输之枢机。脾主升，胃主降，脾胃功能正常，则清气得升，浊阴得降。脾胃功能失常，则清气不升，浊阴不降，在上则为呃逆、反酸、嗳气等，在中则为腹痛、腹胀、痞满等，在下则为肠鸣，下利等。半夏泻心汤针对以上病机而设，脾胃疾病中用之最广，如现代疾病中的胃食管反流病、慢性胃炎、胃溃疡、十二指肠溃疡、慢性肠炎等。该患者出现胃脘胀满隐痛、恶心呕吐、反酸、嗳气及大便溏泄，此正为半夏泻心汤证。方中以法半夏为君药，散结除痞，又善降止呕；干姜为臣药，温中散寒；黄芩、黄连之苦寒泻热开痞。以上四味相任，具有寒热平调、辛开苦降之用。然寒热错杂，又缘于中虚失运，故方中以人参、大枣甘温益气，以补脾虚，为佐药；甘草调和诸药。

黄芪建中汤出自《金匮要略》："虚劳里急，诸不足，黄芪建中汤主之。"喻昌曰："虚劳而至于亡血，失精，津液枯槁，难为力矣！《内经》于针砭所莫治者，调以甘药，《金匮要略》遵之而立黄芪建中汤，急建其中气，俾以饮食增而津液旺，以至充血生精，而复其真阴不足。"案中患者素体体虚，脾胃虚寒生湿，肝寒不喜调达，气机郁热，形成酸水，关键在于暖肝健脾，和胃制酸。黄芪建中汤可用于中焦虚寒里急症，方中桂枝、白芍补一身之阴阳，而黄芪、饴糖又补脾中之阴阳，干姜、大枣、炙甘草健益脾气。中医言"火生土"，用桂枝补心火以助生胃土，白芍加倍可平肝养血、治肝虚乘脾。如此体现了急者缓之必以为甘，不足者补之必以温，充虚寒空。综合整首膏方，不难发现已抓住病机，准确辨证，并对症下药，诸药各司其职。

（金燕　整理）

陈某，男，52 岁，长途货运司机。2021 年 1 月 6 日初诊。

【**主诉**】反复胃脘部隐痛 10 余年，加重 3 个月。

【**现病史**】患者自诉近 10 年反复出现左上腹不适，频繁发作，胃脘部胀满隐痛，反酸嗳气，时有胃灼热感，喜温喜按，症状以餐后明显，如不洁饮食或者进食生冷后尤甚。近 3 个月症状频出，神疲乏力，常口泛清涎，纳差，手足不温，大便稀溏不成形、每日 2～3 行，小便调，睡眠欠佳，入睡困难，多梦。曾多次就医服用奥美拉唑、硫糖铝等药物，症状时好时坏，反复发作。特来求膏方调养。

【**望诊**】形体瘦削，面色白，舌淡，苔薄白，舌双侧边缘见齿痕。

【**切诊**】脉沉细。

【**既往史**】否认高血压、糖尿病病史。

【**辅助检查**】2020 年 12 月胃镜检查结果提示慢性浅表性胃炎伴散在糜烂点，幽门螺杆菌阴性，血常规、大便常规、心电图未见异常。

【**诊断**】

中医诊断：胃痛（脾胃虚寒）。

西医诊断：慢性胃炎，胃溃疡。

【**证候分析**】该患者属于典型的脾胃虚寒，病属正虚，故胃痛隐隐。寒得温而散，气得按而行，故患者喜温喜按。脾虚中寒，水不运化而上逆，故见泛吐清水。脾胃虚寒导致受纳运化失常，故纳差。脾主肌肉健运四旁，中阳不振，则健运无权，肌肉筋脉皆失温养，故疲乏且手足不温。脾虚生湿下渗肠间，故见大便稀溏。舌淡、脉沉细皆为脾胃虚寒之象。

【**首诊处方**】

黄芪 15 g	白芍 20 g	桂枝 10 g	炙甘草 10 g
瓦楞子 15 g	干姜 10 g	陈皮 10 g	法半夏 10 g
茯苓 10 g	大枣 10 g		

共 14 剂，水煎服，每日 1 剂，每日 2 次，于餐后 1 小时服用。嘱咐患

者用药期间忌食生冷、辛辣刺激食物，定时进食。

首诊处方以黄芪建中汤作为开路方，方中黄芪补中益气，小建中汤温脾散寒、缓急止痛。加瓦楞子温胃以制酸，考虑患者泛吐清水，佐以干姜、陈皮、法半夏、茯苓温胃化饮。

【二诊】2021年1月13日复诊，患者服药后胃脘部胀痛缓解，服药期间无反酸，大便较前略成形、次数较前略减少、每日1～2次，仍有口泛清水，时感疲倦，四肢不温。睡眠较前改善，仍有多梦现象。舌淡，苔薄白，脉沉细。患者欲用膏方调理。

【膏方处方】

生晒参100 g	黄芪100 g	丹参100 g	三七50 g
白芍200 g	桂枝100 g	炙甘草60 g	干姜50 g
大枣100 g	法半夏100 g	黄芩100 g	黄连50 g
茯苓100 g	白术150 g	当归100 g	通草30 g
柴胡100 g	枳实100 g	藿香80 g	陈皮50 g
车前子100 g	蒲公英100 g	首乌藤150 g	合欢皮100 g
海螵蛸120 g	瓦楞子100 g	紫苏梗150 g	吴茱萸30 g
香附150 g	延胡索100 g	乌药100 g	茴香60 g
柿蒂60 g	鸡内金100 g	黄精100 g	山药150 g
菟丝子100 g	枸杞子80 g	砂仁50 g（后下）	
白花蛇舌草100 g			

另加：饴糖150 g，鹿角胶60 g，阿胶80 g，黄酒80 mL。

嘱患者每日服膏方2次，每次1小勺（约20 g），用温开水冲服。

【三诊】2021年3月21日复诊，患者经膏方调理2个月后，胃痛胃胀频率明显减少，偶有反酸嗳气，大便成形、稍软、每日1行。夜间入睡可，做梦减少，但仍感手足不温。故守原方继续膏方调养2个月。

【随访】患者服膏方4个月后胃胀胃痛症状消失，无反酸嗳气，无胃灼热感，大便规律成形、每日1行。睡眠较前改善明显，每晚睡眠能持续4小时以上，即便夜间醒，醒后亦能很快入睡。各症状至2021年9月未见复发。

【按语】本例患者多年胃痛，西医诊断属消化性溃疡范畴，中医诊断属胃脘痛、嘈杂、痞满、吞酸等范畴。中医认为本病的发生与长期情志不调及饮食不节相关。过食生冷、饥饱无常可致脾胃受损。正如《素问·灵兰秘典论篇》中所云："脾胃者仓廪之官，五味出焉。"

患者由于职业原因饥饱失常，且长期处于高度紧张状态，情志不调可致肝失疏泄、肝胃不和等，日久气滞血瘀，导致脉络瘀阻，正所谓"不通则痛"。张秉成曰："治脾胃虚寒，心腹胀满，及秋冬客寒犯胃，时作疼痛等证，夫寒邪之伤人也，为无形之邪，若无有形之痰血食积互结，则亦不过为痞满为呕吐，即疼痛亦不致拒按也。"本病病程长，为虚实夹杂之证，兼有寒凝、气滞、血瘀、阳虚胃失温养等。《内经》说"邪之所凑，其气必虚"，李东垣认为"内伤脾胃，百病由生"，胃不和则卧不安，故患者出现疼痛、胃灼热、便溏、失眠等多种症状。

膏方处方以患者脾胃虚寒为主要病机，宗"虚者补之""劳则温之"之旨，以温中散寒、理气止痛之黄芪建中汤合疏肝理脾的四逆散为主方，加入当归，取当归四逆汤之意，温经散寒、养血通脉。另膏方中生晒参、白术、干姜、甘草取理中丸之意，加强温中散寒功效，中阳得运，则寒邪自除，诸症悉除。并加入半夏泻心汤、黄芩、黄连、干姜等辛开苦降，调畅中焦气机。加吴茱萸、茴香、柿蒂等温中降逆，香附、延胡索理气止痛，海螵蛸、瓦楞子制酸。加紫苏梗理气除胀。鸡内金助脾胃健运，山药、茯苓等健脾祛湿，车前子利水通阳、利小便以实大便。菟丝子温补肾阳，黄精、枸杞子补肾精，利于出膏。考虑患者病程长达10年余，病久必有瘀，加入丹参、三七等活血化瘀。首乌藤、合欢皮宁心安神，利于患者睡眠。外加陈皮、藿香、砂仁芳香燥湿和胃，避免膏方过于滋腻抑制脾阳，起到醒脾促其健运之功。方中蒲公英、白花蛇舌草为治疗慢性胃炎、胃溃疡的重要药物，现代药理学研究表明二者均具有减轻黏膜水肿、渗出和糜烂的作用，能够抑制炎症和免疫反应，对溃疡具有很好的治疗效果。

（张小可　整理）

张某，女，38 岁，自由职业。2015 年 10 月 20 日初诊。

【主诉】反复便秘 6 年，加重 5 日。

【现病史】患者于 6 年前产后数月出现大便不畅，干结难下，如羊屎状，伴有或腹痛腹胀，或便后不爽。曾行肠镜检查示直肠炎，多次就诊后复查肠镜未见明显异常。但上述症状未得好转，再次就诊，诊断为功能性便秘。现症见：形体消瘦，时有头晕耳鸣，两颧红赤，诉平时胸闷心悸、潮热盗汗、腰膝酸软、口干口渴、易起口腔溃疡，纳眠差，时有腹痛腹胀，排便困难不畅，大便 3～4 日 1 行、干结甚至如羊粪状，便后不爽，小便调。患者诉此次近 5 日未排大便。

【望诊】舌红、少苔。

【切诊】脉细数。

【既往史】无特殊，否认糖尿病病史。

【辅助检查】2009 年肠镜检查结果示直肠炎。2015 年 10 月肠镜检查结果未见明显异常；大便常规未见异常。

【诊断】

中医诊断：便秘（阴虚肠燥）。

西医诊断：功能性便秘。

【证候分析】本案属阴虚肠燥，病属正虚。素体阴虚，使液涸肠燥，肠失濡润，传导不利，故大便秘结，即"无水行舟"。阴虚无力滋养，故腰膝酸软、头晕耳鸣；阴津亏损，津不上潮，故口干口渴、口腔溃疡；阴虚内热，故潮热、两颧红赤；外逼津液，故盗汗。舌红少苔、脉细数皆为阴虚肠燥之象。

【首诊处方】

太子参 30 g	玄参 15 g	生地黄 15 g	麦冬 15 g
石斛 15 g	当归 15 g	桔梗 10 g	火麻仁 15 g
苦杏仁 10 g	枳实 10 g	厚朴 10 g	甘草 6 g

共 14 剂。水煎服，每日 1 剂，每日 2 次，早晚餐后服用。嘱咐患者用药期间忌食油炸辛辣食物，避免熬夜。

首诊处方以增液汤加减作为开路方滋阴润燥，增水行舟。方中重用太子参补气养阴，用苦杏仁宣肺降气，用麦冬、生地黄、玄参滋阴壮水，润燥生津，三药合而用之，大补阴津，即以增水，水满则舟自行。当归、火麻仁养血润燥通便；厚朴理气通便；石斛养阴生津；桔梗、枳实二药配伍，一升一降，气机得畅，故行气通便。

【二诊】2015 年 11 月 4 日复诊，患者服药后便秘改善，大便 2 日 1 行。头晕耳鸣、腰膝酸软、潮热盗汗较前明显减少，睡眠改善，口干口渴稍退，胃纳仍一般。舌红，苔白，脉细稍滑。

【二诊处方】此乃肝肾之阴渐复，渐司其职，处方在原方的基础上去除石斛，加肉苁蓉 10 g，太子参改为党参 30 g，继续用中药 14 剂，予以膏方配合使用，可加强补虚润肠通便之效。

【膏方处方】

熟地黄 100 g	山茱萸 150 g	山药 100 g	牡丹皮 100 g
泽泻 100 g	茯苓 100 g	黄芪 100 g	党参 100 g
白术 100 g	枸杞子 100 g	法半夏 100 g	黄芩 150 g
黄连 50 g	女贞子 100 g	墨旱莲 100 g	炙甘草 80 g
桃仁 100 g	肉苁蓉 100 g	桑椹 100 g	生地黄 150 g
玄参 150 g	麦冬 150 g	桔梗 100 g	苦杏仁 100 g
枳实 150 g	厚朴 100 g	决明子 200 g	郁李仁 100 g
当归 100 g	火麻仁 150 g	大枣 100 g	

另加：阿胶 100 g，龟甲胶 100 g，蜂蜜 300 g，黄酒 100 mL。

嘱患者每日上午服膏方 1 次，每次 1 小勺（约 20 g），用温水冲服。下午服中药 1 次（约 200 mL），1 剂中药分 2 日服用。

【三诊】2015 年 12 月 5 日复诊，患者精神可，时有头晕胸闷，腰膝酸软、腹胀、胃纳一般，夜眠欠佳，大便 1～2 日 1 行，小便调。舌红苔薄白，脉细。经治疗已解新瘥，理当顾本虚防复。时值冬令，继续予膏方缓图善后，所谓"五脏病各有所得者愈"。

【随访】患者服用膏方后诸症好转，无腹胀、无腰酸耳鸣，纳眠可，二便调。

【按语】本例患者为产后妇女，调养不当，精血津液亏少，导致阴虚不能制阳，既有燥热内结，又有津液亏虚所致大便硬而难下，治当清热润下并行，故用增液汤（玄参、生地黄、麦冬）来壮水滋阴。首诊时考虑患者素体脾胃虚弱，用太子参、石斛补气养阴。《素问·痹论》曰"病久入深，营卫之行涩，经络失疏故不通"。叶天士亦指出："久发、频发之恙，必伤及络，络乃聚血之所，久病必瘀闭。"考虑到患者病程日久，加用当归、桃仁养血活血，润肠通便；久病必延及气，配合党参、太子参、甘草之益气养阴助原方功效。大便干结难下，腑气不降，逆郁于肺，肺气失清肃之权，大肠失传导之职，故方中巧用苦杏仁、桔梗宣肺降气，可取其开提肺气，助肃降之权；桔梗经水浸润后有荡污祛浊之功，使宿便得以清除；桔梗、枳实两药配伍，一升一降，气机得畅，助以行气通便。此外，方中厚朴可理气和胃、火麻仁润肠通便，诸药共奏润之而无恋邪之弊、下之而不伤其阴之功。二诊时病情得缓，于原方基础上去石斛，加肉苁蓉，太子参改为党参以强滋补肝肾之效。患者病情缓解，缓则当虑其本，以绝复作。《伤寒论》云："凡病，若发汗，若吐，若下，若亡血，亡津液，阴阳自和者，必自愈。"治病之最终目的为平衡阴阳；而治病之根本原则，自是调整阴阳。四诊时，恰逢冬令，故予膏方缓图，达阴阳平衡。所谓"正气存内，邪不可干"。方中以熟地黄、山茱萸、山药、茯苓、牡丹皮、泽泻之六味地黄丸合女贞子、墨旱莲、枸杞子滋养肝肾之阴以补先天之源；党参、白术、炙甘草之四君子汤益气健脾以充后天之源；麦冬、玄参、生地黄之增液汤壮水滋阴；当归、阿胶以养血行血；法半夏、黄芩、黄连、大枣之半夏泻心汤寒热平调，消痞散结；佐以肉苁蓉补肾助阳通便，寓"阳中求阴"之意，使阳得阴助而生化无穷，阴得阳升而泉源不竭。

全方共奏滋阴益气，润肠通便之功。"妙在寓泻于补，以补药之体，作泻药之用，既可攻实，又可防虚。"药后随访，患者诸症改善，大便1～2日1行。

（金燕　整理）

赵某某，女，36 岁。2020 年 8 月 2 号初诊。

【主诉】反复排便困难 10 年，加重 1 周。

【现病史】患者 10 余年来反复出现大便干结难解，质硬，有时呈颗粒状，须用手法辅助排便，大便 2～3 日 1 行，伴有下腹胀满，少气懒言，迁延难愈。口干，口气重，纳可，潮热盗汗，心烦少寐。月经周期尚规律，经量少，2～3 日即干净。

【望诊】形体偏瘦，舌红少苔。

【切诊】脉弦细。

【既往史】否认高血压、糖尿病、冠心病等慢性病史，否认药物、食物过敏史。

【辅助检查】2009 年 10 月行肠镜检查未见明显占位性病变。

【诊断】

中医诊断：便秘（气阴两虚）。

西医诊断：功能性便秘。

【证候分析】该患者属于典型的气阴两虚。气虚则大肠传导无力，大便难解，伴有少气懒言；阴血亏虚则肠道干涩，大便干结、质硬、有时呈颗粒状，潮热盗汗，阴血不足，心失所养，故心烦少寐，阴血不足以充盈带脉故而经量少。舌红、少苔，脉弦细均为气阴两虚之象。

【首诊处方】

党参 15 g	黄芪 10 g	丹参 10 g	茯神 10 g
酸枣仁 10 g	郁金 10 g	当归 10 g	玄参 15 g
生地黄 15 g	麦冬 15 g	虎杖 30 g	益母草 10 g
石斛 15 g			

共 14 剂，每日 1 剂，水煎服，分 2 次服用，饭后温服。

【二诊】2020 年 8 月 17 日复诊，患者便秘、睡眠较前改善，大便 1～2 日 1 行，排便时仍感气不足，腹部胀满较前减轻，但仍有口气重。时有心烦不安，纳可，舌质淡，苔薄白，脉弦。

【二诊处方】

党参 15 g	黄芪 10 g	丹参 10 g	玄参 15 g
生地黄 15 g	麦冬 15 g	五味子 8 g	虎杖 30 g
当归 10 g	益母草 10 g	枳实 10 g	厚朴 10 g
桔梗 10 g			

共 7 剂，每日 1 剂，水煎服，分 2 次服用，饭后温服。

【膏方处方】

生晒参 100 g	薄树芝 100 g	茯神 100 g	厚朴 100 g
杜仲 150 g	牛膝 150 g	炙甘草 80 g	黄芪 100 g
当归 120 g	法半夏 150 g	黄芩 100 g	黄连 50 g
熟地黄 100 g	延胡索 100 g	丹参 100 g	益母草 100 g
山茱萸 100 g	郁金 100 g	柴胡 120 g	大枣 100 g
合欢皮 100 g	首乌藤 150 g	浮小麦 150 g	黄精 100 g
灯心草 50 g	玄参 150 g	生地黄 150 g	麦冬 100 g
枳实 100 g	女贞子 100 g	墨旱莲 100 g	
炒酸枣仁 100 g	白花蛇舌草 100 g		

另加：阿胶 100 g，黄酒 100 mL，龟甲胶 100 g，蜂蜜 300 g。

【随访】 2020 年 9 月 5 日随访，患者大便每日 1 行，口气臭秽较前改善，腹胀好转，自觉身轻，胃纳可，舌质淡红，苔薄白，脉弦。2020 年 9 月 26 日随访，患者晨起即排便，排便基本通畅，偶因饮食不善致大便不畅，无明显腹胀，无口气，纳眠可。嘱咐患者定时定量饮食，以清淡为主，每天补充足够新鲜蔬果，多饮水，规律运动，不熬夜，保持健康的生活方式。

【按语】 便秘是指排便困难或费力、排便不畅、排便次数减少、粪便干结量少的一类病证。膏方治疗慢性便秘，效果可靠，冲服方便，突破了中药汤剂治疗便秘的局限，提高了便秘治疗的效果，大大增强了患者的依从性。方中取生脉散方义，益气养阴。《诸病源候论·大便不通候》曰："大便不通者，由三焦五脏不和，冷热之气不调，热气偏入肠胃，津液竭燥，故令糟粕癌结，壅塞不通也。"

　　脾胃为后天之本，膏方处方中合半夏泻心汤辛开苦降，其目的是防滋腻之品妨碍脾胃；加麦芽健胃消食，促进膏方的吸收；薄树芝、生晒参、黄芪、黄精益气安神；郁金解郁安神。久病多瘀，久病多虚，当归养血活血、润肠通便，灯心草清心火，益母草、白花蛇舌草清热解毒，增液汤（玄参、生地黄、麦冬）增水行舟，二至丸（女贞子、墨旱莲）补益肝肾，滋阴止血。首乌藤、浮小麦敛阳安神，枳实、厚朴行气止痛，乌药行气止痛、温肾散寒。《本草求真》讲乌药："凡一切病之属于气逆，而见胸腹不快者，皆宜用此。"功与木香、香附同为一类。但木香苦温，入脾爽滞，每于食积则宜；香附辛苦入肝胆二经，开郁散结，每于忧郁则妙。膏方讲究"动静结合"，合欢皮、延胡索行气活血，丹参凉血活血，黄精、乌药取义"阳中求阴"，蜂蜜润肠通便并调和膏方口味，阿胶、龟甲胶滋阴补血并共同作为细料出膏，全方共奏益气养阴之功。

（孙德宣　整理）

李某，女，67岁，退休教师。2020年12月6日初诊。

【主诉】反复便秘7年余。患者自诉从7年前退休开始间断性便秘，大便3～4日1行，有时达6～7日1行，每日均有便意，但排便困难，排便用力时可见全身汗出不止，大便偏干。患者自感周身乏力，易疲倦，腰膝酸软，五心烦热，时有盗汗，胸胁痞满，饮食尚可，但食后易腹胀，睡眠可，自诉7来年有间断性肛门注射开塞露以通便。

【望诊】面白，神疲气怯，舌红少苔。

【切诊】脉细。

【既往史】子宫轻度脱垂，否认高血压、糖尿病病史。

【辅助检查】患者分别于2016年、2018年及2020年10月行肠镜检查，均未见异常。

【诊断】

中医诊断：便秘（气阴两虚）。

西医诊断：功能性便秘，子宫脱垂（轻度）。

【证候分析】该患者多种症状指向气虚，气虚为肺脾功能受损。肺与大肠相表里，肺气虚则大肠传送无力，虽有便意，临厕须竭力。肺卫不固，腠理疏松，故汗出气短。脾虚则健运无权，化源不足，故面白神疲乏力气怯。其舌淡、苔薄、脉细，便后疲乏，另子宫脱垂病史也提示中气不足下陷，均属于气虚之象。患者同时存在腰膝酸软、五心烦热、盗汗症状，舌红少苔脉细，提示患者亦存阴虚之象，阴虚肠道津液不足故大便干。综合来看，患者属于气阴两虚之证。

【首诊处方】

党参15 g	黄芪15 g	桔梗10 g	枳实10 g
厚朴10 g	玄参15 g	生地黄15 g	麦冬15 g
杏仁10 g	麻子仁10 g	桃仁10 g	肉苁蓉10 g

共14剂，水煎服，每日1剂，每日2次，于餐后2小时服用。嘱咐患

者用药期间忌食肥甘厚腻、辛辣刺激食物，建议增加粗粮及新鲜蔬果的摄入。

首诊处方以宣肺汤合增液汤加减作为开路方，疏理肺部气机，调其宣降，上窍开则下窍通。肺的宣降正常能使津液输布至各个脏腑经络，大肠得到津液的濡养，自然排便正常；另外，肺与大肠相表里，大肠气机的调畅有赖于肺气宣降功能的正常。故用宣肺汤起到宣肺理气通便之用，即"提壶揭盖法"。玄参、生地黄、麦冬组成增液汤增水行舟通便，加入枳实、厚朴理气，党参、黄芪益气健脾，麻子仁、桃仁、肉苁蓉润肠通便。

【二诊】2021年1月10日复诊，患者服药后排便较前感轻松，大便2日1行，但排便时间仍较长，伴见汗出，便后乏力。服药期间精神状态较前好转。矢气增多，无腹胀，每次排便量较前增多。大便较前软，腰膝酸软，时有五心烦热、盗汗。舌淡，少苔，脉细。患者要求膏方调理增强疗效。

效不更方，守首诊中药处方予患者中药14剂配合膏方服用。嘱患者每日上午服膏方1次，每次1小勺（约20 g），用温水冲服。下午服中药1次，1剂中药分2日服用。继续调整饮食结构，加强运动。

【膏方处方】

生晒参 150 g	黄芪 150 g	桔梗 100 g	枳实 100 g
厚朴 100 g	当归 150 g	芍药 150 g	桃仁 100 g
苦杏仁 100 g	火麻仁 150 g	郁李仁 100 g	柏子仁 100 g
川芎 100 g	大黄 100 g	玄参 150 g	生地黄 150 g
麦冬 150 g	肉苁蓉 100 g	桑椹 120 g	陈皮 50 g
升麻 60 g	柴胡 100 g	白术 150 g	法半夏 100 g
黄芩 100 g	黄连 50 g	益母草 100 g	炙甘草 100 g
女贞子 100 g	墨旱莲 100 g	山茱萸 100 g	

另加：蜂蜜 250 g，龟甲胶 100 g，阿胶 80 g，黄酒 80 mL。

【三诊】2021年3月7日复诊，患者服药后便秘明显改善，大便1～2日1行，排便轻松，少有汗出，自诉精神较好，饮食睡眠均正常。患者要求膏方调理巩固疗效，继续服用原膏方一料。嘱其每日上午服膏方1次，每次1小勺（约20 g），用温水冲服。

【随访】患者便秘症状明显改善，形成较好的排便规律，纳眠可，小便正常。

【按语】本例患者因便秘多年就诊，属于中医便秘、大便难、脾约等范畴。便秘是指大便秘结不通，排便时间延长，或者欲大便而艰涩不畅的一种病证。在《伤寒论》中，又被称为"阴结""阳结""脾约"。《医学启源·六气方治》曰："脏腑之秘，不可一概论治，有虚秘，有实秘，有风秘，有气秘，有冷秘，有热秘，有老人津液干结，妇人分产亡血，及发汗利小便，病后气血未复，皆能作秘。"

本例患者辨证为气阴两虚，患者高龄，便秘日久，因气虚推动无力，故见排便困难、胸胁痞满腹胀，乏力。此外，子宫脱垂病史也印证患者存在气虚气陷。另由于阴虚少津，故见五心烦热、盗汗、大便干。

治疗遵《内经》"损者益之""劳者温之"之大义，忌苦寒之药。首诊予以宣通肺气、增液润肠通便，用宣肺汤合增液汤加减。二诊使用膏方配合中药汤剂服用调理。三诊守二诊处方继续巩固治疗。

观整个膏方处方的用药不难看出，大的膏方处方包含有几大经典方剂，如补中益气汤（《脾胃论》）、麻子仁丸（《伤寒论》）、半夏泻心汤（《伤寒论》）、二至丸等，顾名思义，补中益气、升阳举陷。麻子仁、郁李仁、桃仁、肉苁蓉，润肠以通便。《素问·痹论》曰"病久入深，荣卫之行涩，经络时疏故不通"，叶天士也指出"久发、频发之恙，必伤及络，络乃聚血之所，久病必瘀闭"，故用川芎、桃仁、益母草等活血以助气行，苦杏仁宣肺气，陈皮、枳实、厚朴宽中下气。另外，肺与大肠相表里，肺气不宣可能会影响大肠传导，使大肠推动乏力而致便秘。通过"揭盖"，可以促肺气之降，从而增强大肠的推运之力，使糟粕外排，方中加入桔梗，即"提壶揭盖"。此外，加入玄参、生地黄与麦冬即增液汤（《温病条辨》），具有增水行舟之功效，同时增液汤为阴药，取阴中求阳之意。女贞子、墨旱莲合为二至丸，加山茱萸，共同补肝肾之阴。

朱丹溪云："气血冲和，百病不生。"故对于老年长期气阴两虚便秘患者，陈瑞芳在膏方运用时尤其强调"调气血、畅气机，以平为期"，用药温和轻灵，注重多方调理兼顾，利于患者康复。

（张小可　整理）

李某，女，50岁，工商个体户。2017年6月5日初诊。

【主诉】反复便秘5年。

【现病史】患者近5年来反复便秘，大便干结，呈颗粒状，4～5日1行，甚至1周左右1行。平素性情急躁，生气时容易出现胸腹部胀痛。纳少，入睡难，易醒，小便正常。患者自服通便药后可排出大便。患者对便秘甚是苦恼，就诊寻求膏方调理。

【望诊】形体偏胖，面色红，舌暗红，舌面有裂纹，舌苔少。

【切诊】脉弦细。

【既往史】否认高血压、糖尿病病史。

【辅助检查】2017年5月12日肠镜检查未见明显异常；大便常规未见异常。

【诊断】

中医诊断：便秘（阴虚气滞）。

西医诊断：功能性便秘。

【证候分析】该患者属于阴虚气滞之便秘，患者便秘日久，耗伤肠道阴液，导致肠燥阴亏，大肠传导失司，故见大便干结、呈颗粒状，排便时间延长。加上患者性情急躁，情志不舒，导致气机郁滞，故见胸腹胀痛，纳少。"胃不和则卧不安"，肠道气机郁滞不通，腑气不降，上扰心神，故见入睡难，易醒。舌脉象为阴虚气滞之征象。

【首诊处方】

党参15 g	桔梗10 g	杏仁10 g	枳实10 g
厚朴10 g	玄参15 g	生地黄15 g	麦冬15 g
首乌藤30 g	合欢皮15 g	佛手10 g	甘草6 g

共7剂。水煎服，每日1剂，每日2次，早晚餐后温服。嘱咐患者平时多饮水，多食瓜果蔬菜，服药期间忌食生冷、辛辣刺激食物。

首诊处方以自拟宣肺汤作为开路方，方中党参补中益气，桔梗宣肺气，杏仁降肺气，一宣一降，腑气通畅；枳实、厚朴通腑下气；玄参、生地黄、麦冬三药增液润燥，大补肠道津液，即以增水，水满则舟行；首乌藤养心安神，合欢皮解郁安神，合用共助睡眠；佛手疏肝理气，调节脏腑气机；甘草调和诸药。全方共奏宣降气机、增液润燥之功。

【二诊】2017年6月13日复诊，患者欣喜，心情舒畅，诉排便较前明显顺畅，大便3～4日1行，便质先干后软，胸腹部胀痛缓解。睡眠较前改善，但仍易醒，胃纳可，小便可。舌暗红，裂纹少，苔薄，脉细。患者欲膏方调理。

【二诊处方】

党参15 g	桔梗10 g	杏仁10 g	枳实10 g
厚朴10 g	玄参15 g	生地黄15 g	麦冬15 g
首乌藤30 g	合欢皮15 g	甘草6 g	肉苁蓉10 g
桃仁10 g			

患者情绪舒畅，可在首诊处方基础上去佛手，患者便秘日久，久病必有瘀，结合舌质暗红，加肉苁蓉、桃仁祛瘀通便。此诊予患者中药14剂，配合膏方服用。

【膏方处方】

党参150 g	桔梗100 g	杏仁100 g	枳实100 g
厚朴80 g	玄参150 g	生地黄200 g	麦冬150 g
柏子仁100 g	五味子50 g	肉苁蓉100 g	桃仁80 g
首乌藤200 g	合欢皮150 g	当归100 g	益母草100 g
柴胡80 g	白芍100 g	桑椹100 g	丹参100 g
佛手100 g	白术300 g	火麻仁100 g	郁李仁100 g
知母100 g	酸枣仁100 g	茯神100 g	甘草60 g
另加：龟甲胶100 g，阿胶80 g，黄酒80 mL，蜂蜜250 g。			

考虑单独服用膏方起效慢，予以14剂中药配合服用。该膏方一般可服用2个月左右，第一个月配合中药，嘱患者每日上午服膏方1次，每次1勺（约20 g），用温开水冲服，每日下午服中药1次，1剂中药分2日服用。第

二个月单独服用膏方，服法同上。嘱咐患者平时多饮水，多食瓜果蔬菜，用药期间忌食肥甘厚腻、生冷、辛辣刺激食物。

【三诊】2017 年 8 月 18 日复诊，经过 2 个月调理后，患者心情佳，诉排便通畅，1～2 日 1 行，便质软，无腹胀痛。睡眠明显改善，入睡可，醒来仍可入睡。舌淡红，苔薄，脉细。患者要求继续膏方调理，故守原膏方调养 2 个月。随访患者诸症消失。嘱咐患者平时多饮水，多食膳食纤维，适当运动，保持心情愉悦，预防便秘复发。

【按语】功能性便秘属于中医大便难、脾约、闭等范畴。以粪质干硬、排便次数减少、排便困难或排便不尽感为主要临床表现。本病病因主要与饮食不慎、情志不遂、年老体弱及外感邪气等有关。其病位在于肠道，基本病机为大肠传导失司，与肺之肃降、脾之运化、胃之通降、肝之疏泄、肾之蒸化和固摄、小肠之泌别清浊等密切有关。

本例患者辨病为便秘，辨证为阴虚气滞。中医认为"肺与大肠相表里"，若肺气的肃降正常，大肠的传导也会正常，则大便通畅；反之，若肺失肃降，津液不能下达，肠道失润，传导不利，则大便不通。陈瑞芳认为治疗便秘一病，要重视宣降肺气，才能达到降腑气的作用。在膏方中仍以自拟宣肺汤、增液汤、生脉散为主方治疗，方中桔梗、杏仁、枳实、厚朴一宣一降，肺气得宣，腑气得降。患者便秘日久，亏耗肠道阴液，导致大便秘结难解，如同"无水行舟"。玄参、生地黄、麦冬（增液汤）滋阴增液以"增水行舟"；首乌藤、合欢皮、柏子仁、知母、酸枣仁养心安神助眠；党参、麦冬、五味子（生脉散）益气生津敛阴，以滋润肠道。桃仁、丹参、当归、益母草、肉苁蓉补血养血，祛瘀通便；柴胡、白芍、佛手疏肝理气，使补血而不滞，气行则血行，气行则津布。白术、枳实组成枳术丸健脾消痞，具有通便之效；阿胶、蜂蜜益气养阴，同时便于出膏。《本草纲目》云"诸酒醇不同，唯米酒入药用"，米酒即黄酒，黄酒主治"行药势、杀百邪恶毒、气通血脉、厚肠胃、润肌肤、散寒湿气、养脾、扶肝、除风下气"。黄酒既是很好的药引子，又是丸散膏丹的重要辅助材料。该膏方加入黄酒可使膏方滋而不腻、补而不滞。甘草可调和诸药。

便秘之所以反复发生，往往与患者的饮食、生活起居、情志等方面有关，治疗便秘一病，需要综合饮食、情志、运动等辅助治疗，方能达到满意的疗效。服药期间的注意事项：饮食上，多食五谷杂粮和新鲜果蔬，少食辛辣、油腻、刺激性食物，饮食要有节度，不可过饥或过饱；在生活起居上，要作息规律，劳逸结合；在情志上，长期便秘患者多伴有焦虑、急躁等情绪，可参加户外活动，如爬山、跑步、游泳等，保持心情愉悦。

（周波　整理）

彭某，女，53 岁，家庭主妇。2016 年 10 月 30 日初诊。

【主诉】反复排便困难 1 年余。

【现病史】患者 1 年来无诱因出现排便困难，大便 3～5 日 1 行，质硬，无便血，无肛门疼痛，自服通便药物（具体不详）后稍缓解，停药后反复。现症见：便秘，腹胀，口干、口苦，偶有口气重，时感五心烦热，常有盗汗，纳可，小便调，眠一般。

【望诊】形体中等，面色微黄，舌红，苔薄黄。

【切诊】脉滑细。

【既往史】否认高血压、糖尿病病史。

【经带胎产史】育 1 子 1 女，已绝经 1 年。

【辅助检查】肠镜检查未见异常。

【诊断】

中医诊断：便秘（阴虚湿热）。

西医诊断：胃肠功能紊乱。

【证候分析】患者绝经后肾阴亏虚，津液不足，肠道失荣而干枯，导致大便硬，排便困难；年老脾气逐渐虚损，饮食不节，湿热内蕴，脾胃升降失常，中焦气机不利而出现腹胀；湿阻中焦化热加重津液亏损，出现口干、口苦。阴虚火热出现五心烦热。舌红，苔薄黄为阴虚湿热的舌脉之象。

【首诊处方】

党参 15 g	法半夏 10 g	黄连 5 g	黄芩 10 g
甘草 6 g	玄参 15 g	生地黄 15 g	麦冬 15 g
桔梗 15 g	厚朴 10 g	枳实 15 g	

共 7 剂，每日 1 剂，加水煎服，每日服 2 次，饭后服用。嘱患者日常训练定时排便，多喝水，少食辛辣煎炸食物。

本方为半夏泻心汤、小承气汤合增液汤加减，辛开苦降，舒畅中焦气机，滋阴降火，增水行舟。

【二诊】2016年11月7日复诊，诉服药期间大便1～2日行1次，质偏硬，量少，腹胀较前缓解。口干，无口苦，无口气，纳眠一般。舌红苔薄白，脉滑细。服药后患者症状较前缓解，但便秘日久，容易反复，仍需要服药调理，时间较长，建议配合膏方调理，原汤药处方配合服用。

【二诊处方】

党参15 g	法半夏10 g	黄连5 g	黄芩10 g
甘草6 g	玄参15 g	生地黄15 g	麦冬15 g
桔梗15 g	厚朴10 g	枳实10 g	

共7剂，每日1剂，加水煎服，上午吃膏方，下午喝中药，每日服1次，可翻煮，1剂中药可服2日，饭后2小时服用。

【膏方处方】

党参150 g	法半夏100 g	黄芩100 g	黄连50 g
大枣100 g	生地黄150 g	玄参150 g	麦冬150 g
天冬120 g	女贞子100 g	墨旱莲100 g	炙甘草80 g
桃仁100 g	肉苁蓉100 g	桑椹150 g	桔梗100 g
苦杏仁100 g	枳实100 g	厚朴100 g	栀子100 g
大黄100 g	火麻仁100 g	郁李仁100 g	山茱萸100 g
山药80 g	茯苓100 g	牡丹皮100 g	泽泻100 g
知母100 g	黄柏80 g	枸杞子100 g	黄精120 g
糯稻根150 g	莱菔子120 g	当归100 g	
白花蛇舌草150 g			

另加：龟甲胶100 g，阿胶80 g，蜂蜜350 g。

每日早上空腹服用膏方1勺（约20 g），下午服用中药1次（1剂中药可翻煮，分2日服用），余医嘱同前。

【三诊】2016年12月5日复诊，患者自述腹胀症状消失，无口干、口苦，大便2日1行、质软，纳可，小便可。考虑已入冬，将党参改为生晒参，加大补气力度，嘱继续服用膏方2个月以继续调和脏腑，日常可以进行八段锦锻炼，利于胃肠功能恢复。

【膏方处方】

生晒参 150 g	法半夏 100 g	黄芩 100 g	黄连 50 g
大枣 100 g	生地黄 150 g	玄参 150 g	麦冬 150 g
天冬 120 g	女贞子 100 g	墨旱莲 100 g	炙甘草 80 g
桃仁 100 g	肉苁蓉 150 g	桑椹 150 g	桔梗 100 g
苦杏仁 100 g	枳实 100 g	厚朴 100 g	栀子 100 g
大黄 100 g	火麻仁 100 g	郁李仁 100 g	山茱萸 100 g
山药 80 g	茯苓 100 g	牡丹皮 100 g	泽泻 100 g
知母 100 g	黄柏 80 g	枸杞子 100 g	黄精 120 g
糯稻根 150 g	莱菔子 120 g	当归 100 g	
白花蛇舌草 150 g			

另加：龟甲胶 100 g，阿胶 80 g，蜂蜜 350 g。

【按语】《诸病源候论·大便难候》云："大便难者，由五脏不调、阴阳偏有虚实，谓三焦不和，则冷热并结故也。"又云："邪在肾亦令大便难。"病例中患者绝经后天癸绝，肾气渐亏，影响他脏，五脏不调，阴阳失衡，阴虚火旺，津液不足导致大肠传导功能失常。同时，先天影响后天，脾胃功能失调，患者平素嗜食辛辣、厚味之品，湿热内生，因此，出现阴虚湿热的便秘之证。

患者首诊时便秘日久，大肠腑热，中焦气机不利，津液亏虚，无水行舟，故先用小承气汤合增液汤滋阴润肠、泻热通便，配合半夏泻心汤辛开苦降、调和中焦脾胃。此体现急则治其标。待患者服药 1 周后大肠腑热已缓，肾阴亏虚、湿热内蕴中焦之本已显，此时需要运用岭南膏方标本兼治。膏方虽有滋腻之性，但能调脾肾阴虚、津液不足之本，灵活配合开路方则既能避免膏方滋腻又能健脾祛湿、润肠通便。

膏方以厚朴三物汤、增液汤、半夏泻心汤合知柏地黄丸为主方加减。张仲景对于便秘的治疗提出了理气通下的厚朴三物汤。《金匮要略》云："病腹满，发热十日，脉浮而数，饮食如故，厚朴七物汤主之。""痛而闭者，厚朴三物汤主之。"陈瑞芳取其义，运用膏方的形式，滋补阴津，同时加用大量健脾、清热泻火、行气药物（如泽泻、枳实、厚朴、栀子等）祛大肠之湿。《金匮要略》中是实热内积胃肠，腑气壅塞，气滞重于积滞时可以行气泄满、去积通便，方用厚朴三物汤。《心典》云："痛而闭，六腑之气不行矣。厚朴三物汤与小承气汤同。但承气意在荡实，故君大黄；三物意在行气，故君厚朴。"厚朴三物汤与小承气汤药味相同，但药量不同。厚朴三物汤中厚朴用量稍大为君药，以行气消满，治疗患者主症。厚朴行气泄满，枳实泻热导滞。增液汤出自《温病条辨》，主治阳明温热津亏肠燥便秘。增液汤中玄参咸寒润下，滋阴降火，润燥生津。麦冬甘寒滋润，生地黄滋阴壮水，寓泻于补，增水行舟。另外，膏方中以知柏地黄丸滋补肾阴以调理本虚。山茱萸、山药调养肝脾肾阴；泽泻、牡丹皮、茯苓为"三泻"，泽泻利湿泄浊，防熟地黄之滋腻，牡丹皮清泻相火，制山茱萸之温涩，茯苓健脾祛湿化脾胃之湿；知母清热泻火、黄柏祛湿清下焦之热。膏方滋腻，便秘之病也恐滋腻困阻胃肠，故膏方配以半夏泻心汤中法半夏、黄连、黄芩，辛开苦降、祛湿化痰；大枣健脾益气，佐以清热祛湿、行气助运之品；白花蛇舌草清热祛湿、桃仁活血化瘀、桔梗宣肺祛痰又表里同解，使得全方既能滋补阴津，又能健脾祛湿，虚实兼治。

陈瑞芳在膏方服用前先用开路方以健脾祛湿、滋阴通便，消除中焦湿阻的障碍以便膏方药效的发挥。服用膏方期间又灵活配合中药开路方，使得标本兼治，疗效明显。

（常少琼　整理）

汤某，男，42 岁，公司职员。2017 年 6 月 9 日初诊。

【主诉】大便形状改变 3 个多月。

【现病史】患者 3 个月前淋雨后开始出现畏寒、大便次数增多，大便每日行 4～5 次、量少、质稀烂、伴肠鸣。对症治疗（具体用药不详）后症状仍见反复，每因饮食不慎便出现腹泻，发作时大便每日行 3～4 次、不成形、质稀烂黏腻，肛门坠胀，排便不尽感，伴腹胀、肠鸣，偶伴肛门灼热感，无黏液脓血便。间有上腹部隐痛不适，进食辛辣刺激食物后尤甚，自觉畏寒，无恶心呕吐，无反酸嗳气，无胃灼热。纳尚可，眠浅，小便偏黄。现患者为行系统诊疗，遂至我院就诊。

【望诊】精神稍疲，舌淡红有齿印，苔白腻，舌根苔黄。

【切诊】脉濡。

【既往史】患者平素易感冒，汗多。否认高血压、糖尿病、冠心病等慢性病史，否认肝炎、结核等传染病史，否认手术、外伤、输血史，否认食物、药物过敏史。

【个人史】因工作关系时有熬夜，偶有情绪焦躁。无工业毒物、粉尘、放射性物质接触史，否认个人冶游史。吸烟史多年，日约 5 支；偶有饮酒，具体量不详。

【辅助检查】2017 年 5 月胃肠镜检查未见明显异常。

【诊断】

中医诊断：泄泻（外感寒邪、脾胃虚弱）。

西医诊断：功能性泄泻。

【证候分析】本病患者因外感寒湿之邪，侵袭脾胃，致脾失健运，清浊不分，传导失司，故见便溏、肠鸣、腹胀；病情迁延，久病伤脾，中气不升，故见神疲、肛门坠胀；脾胃虚弱，气机不畅，故见胃痛；清阳不化，日久化热，积于下焦，故见肛门灼热、尿黄。舌脉亦是佐证。

【首诊处方】

藿香 10 g	白芷 10 g	紫苏叶 10 g	桔梗 10 g
茯苓 15 g	白术 15 g	厚朴 10 g	法半夏 10 g
神曲 15 g	大枣 15 g	葛根 30 g	黄芩 10 g
黄连 5 g	甘草 6 g		

先服开路方中药 7 剂，水煎服，每日 1 剂，每日 2 次，饭后 2 小时温服。服药期间忌服辛辣刺激及生冷食物。

首诊处方考虑患者病因外感寒湿之邪，表证不解，故取藿香正气散为主方。以藿香为君，辛温解表，芳香化浊；法半夏理气燥湿，白术、茯苓健脾运湿以止泻，共助藿香内化湿浊，俱为臣药。紫苏叶、白芷辛温发散，助藿香外散风寒；厚朴行气化湿，桔梗宣肺解表，二者取气行则湿化之义；佐以神曲健脾和胃；大枣、甘草和中，调和诸药。另考虑患者病久，伴湿热之象，故加葛根解肌清热、升清止泻，黄芩、黄连清热止泻。

【二诊】 2017 年 6 月 16 日复诊，患者畏寒、肛门有灼热感、小便黄较前好转，仍见大便稀溏，每日行 2～4 次，偶有腹胀、肠鸣，间有上腹部隐痛不适，纳眠同前。舌淡红有齿印，苔白腻，脉濡。

【二诊处方】 患者表证较前改善，现湿热象较前减退，于原方去葛根芩连汤，续服 7 剂。考虑患者本虚，予配合膏方调理。

【膏方处方】

党参 150 g	白术 100 g	茯苓 100 g	炙甘草 60 g
藿香 100 g	白芷 100 g	紫苏叶 100 g	桔梗 100 g
厚朴 100 g	法半夏 100 g	神曲 150 g	大腹皮 100 g
大枣 150 g	葛根 300 g	黄芩 100 g	黄连 50 g
薏苡仁 300 g	山药 150 g	白扁豆 150 g	陈皮 50 g
白芍 200 g	蒲公英 200 g	延胡索 100 g	酸枣仁 80 g
木香 80 g	龙眼肉 150 g	救必应 100 g	鸡矢藤 150 g
马齿苋 160 g	郁金 100 g	合欢皮 100 g	首乌藤 150 g
海螵蛸 150 g	鸡内金 100 g	车前子 100 g	赤小豆 150 g
枸杞子 100 g	酒黄精 100 g	桂枝 100 g	五指毛桃 300 g

另加：饴糖 200 g。

服完 1 周开路方中药后，第二周开始服用膏方，膏方每日服 1 次，每次 1 小勺（约 20 g），开水冲服。

【三诊】2017 年 8 月 16 日复诊，患者腹泻较前改善，大便每日行 1 ~ 3 次，质稍成形，偶伴腹胀，进食后明显；肠鸣、上腹痛较前好转，精神转佳，纳眠可，小便调。舌淡红有齿印，苔白腻，脉沉。效不更方，续服膏方 2 个月。

【随访】患者经膏方调理 4 个月后，大便每日行 1 ~ 2 次，成形，排出顺畅；同时精力较前旺盛，不容易疲劳；无嗳气，无腹胀腹痛，眠纳皆好，停服膏方半年后腹泻未再发。

【按语】本例患者反复腹泻，每因饮食不慎就容易发生泄泻，舌淡红有齿印，苔白腻，脉濡，四诊合参，辨证属外感寒邪、脾胃虚弱。脾虚湿盛是本病的主要病机，外因与寒湿之邪关系最大，内因与脾虚关系密切。患者素体脾胃虚弱，寒湿之邪入侵，进一步损伤脾胃，运化失常，水谷不化精微，湿浊内生，混杂而下，发生泄泻，每因饮食不慎而发。《景岳全书》强调"泄泻之本，无不由于脾胃"。故予藿香正气汤合葛根芩连汤为开路方，先予祛湿为主，后以膏方健脾祛湿为主。

患者平素卫表偏虚，加之脾虚，母病及子，肺卫不固，故见易感冒、汗多。本膏方以党参、茯苓、白术益气健脾渗湿为君，配伍山药助君药以健脾益气止泻，以白扁豆、薏苡仁助白术、茯苓健脾渗湿。桔梗宣肺利气，通调水道，又能载药上行，培土生金；甘草健脾和中，调和诸药。考虑患者脾虚湿盛，加藿香芳香化浊，紫苏叶行气和胃，车前子、赤小豆利水渗湿；患者眠浅，故加酸枣仁、龙眼肉、合欢皮、首乌藤养心安神。

结合"因地制宜"理念，本料膏方总体上以四君子汤、参苓白术散、半夏泻心汤为主方，加岭南常用之南药如马齿苋、救必应、鸡矢藤及五指毛桃等，方中重用五指毛桃。国医大师邓铁涛临床上喜用五指毛桃，强调"一方草药治一方病，一方水土养一方人"。岭南地处亚热带，阳光雨水充足，植物生长茂盛，种类繁多，于是形成了具有地方特色的岭南草药。五指毛桃是岭南特有的药食同源之品，本品益气补虚功同黄芪，却不温不燥，药性温和，补而不峻，正合"少火生气"之意，尤其适用于虚不受补之患者。邓铁涛说："五指毛桃益气而不化火，补气而不提气，扶正而不碍邪，有化湿行气的作用。"陈瑞芳在岭南患者的膏方中便常用五指毛桃。患者就诊时间恰逢暑日，故用其代替黄芪使用。方中桂枝温阳散寒，白芍缓急止痛，饴

中医膏方调理案例精选

糖补脾缓急，五指毛桃、大枣、炙甘草补益脾气，取黄芪建中汤温中散寒、健脾之义。根据邓铁涛的五脏相关学说，本病发生与肝肾关系密切，患者常有情绪波动，木旺克土，脾气更虚，湿浊阻滞中焦，中焦升降失调，不通则痛，则见胃痛，故加入木香之辈疏肝理气，酒黄精、枸杞子滋补肝肾。考虑膏方多滋腻，故加法半夏、黄芩、黄连，取半夏泻心汤之义以调理中焦枢机，配合木香、紫苏叶之辈理气，使全方动静结合。

（黄丽娜　整理）

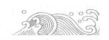

张某，女，37 岁，公司财务人员。2020 年 11 月 4 日初诊。

【主诉】大便次数增多 3 年。

【现病史】患者诉自 2017 年 9 月工作岗位变动后，精神压力增大。此后，大便次数增多，每日 3 ～ 4 次，大便时溏时泻，不成形，未见黏液血便；偶有嗳气腹胀，常感肢倦乏力，稍进食油腻之物，大便次数增多，无反酸胃灼热。食欲欠佳，睡眠一般，小便调。间断性服用蒙脱石散或肠炎宁片等治疗，效果不佳，病情反复，近 3 年体重未见明显波动。

【望诊】面色萎黄，舌淡、苔腻，双侧舌边可见齿痕。

【切诊】脉濡细。

【既往史】既往无特殊病史。

【经带胎产史】月经周期规则，28 ～ 32 天，经期 5 天左右，量可，色淡，无痛经。孕 2 顺产 2。

【辅助检查】2018 年及 2020 年肠镜检查显示肠黏膜弥漫性充血、水肿，黏膜组织活检见大量炎症细胞浸润，提示结肠炎症。

【诊断】

中医诊断：泄泻（脾虚湿困）。

西医诊断：慢性结肠炎。

【证候分析】患者属脾虚湿困。运化无权，水谷不化，清浊不分，故大便溏泄。脾阳不振，腹胀闷不舒，稍进油腻食物则大便次数增多，久泻不止，脾胃虚弱，脾虚生湿，气血来源不足，故肢倦乏力、面色萎黄。舌淡、苔腻乃脾虚湿困之象。

【首诊处方】

党参 30 g	法半夏 10 g	黄芩 10 g	黄连 5 g
干姜 10 g	炙甘草 10 g	大枣 10 g	葛根 30 g
地榆 15 g	救必应 10 g		

共 7 剂，水煎服，每日 1 剂，每日 2 次，于餐后 1 小时服用。用药期间

忌食肥甘厚腻、辛辣刺激食物。

首诊处方以半夏泻心汤加减作为开路方，方中黄芩、黄连苦寒降泄，干姜、法半夏辛温开散，党参、炙甘草、大枣甘温益气补虚，葛根升阳止泻，救必应利湿。

【二诊】2020 年 11 月 11 日复诊，患者服药后腹泻症状好转，服药期间大便次数较前减少，每日 2 次，大便前成形后稀溏，仍感乏力，易疲倦，但出现睡眠欠佳，睡眠浅易醒，多梦。患者欲膏方调理。舌淡，苔白腻，脉细。

【二诊处方】

党参 20 g	法半夏 15 g	黄芩 10 g	黄连 5 g
干姜 8 g	炙甘草 10 g	大枣 10 g	葛根 30 g
救必应 15 g	酸枣仁 10 g	茯神 10 g	首乌藤 20 g
煅龙骨 20 g（先煎）		煅牡蛎 20 g（先煎）	

共 14 剂，配合膏方服用。嘱患者每日上午服膏方 1 次，每次 1 小勺（约 20 g），用温水冲服；下午服中药 1 次，1 剂中药分 2 日服用。继续调整饮食结构。

【膏方处方】

生晒参 100 g	茯苓 150 g	白术 100 g	白扁豆 150 g
陈皮 50 g	甘草 60 g	莲子 100 g	薏苡仁 150 g
山药 150 g	法半夏 100 g	黄芩 100 g	黄连 50 g
大枣 120 g	葛根 200 g	枳实 100 g	防风 100 g
白芍 120 g	丹参 120 g	三七 60 g	救必应 150 g
车前子 100 g	大腹皮 100 g	泽泻 100 g	佩兰 100 g
鸡内金 100 g	五指毛桃 200 g		
另加：饴糖 200 g，龟甲胶 100 g。			

嘱患者第一周服用中药汤剂，每日 1 剂，分 2 次服用。从第二周开始，上午服用膏方，每次 1 小勺（约 20 g），开水冲服；下午服用中药，1 剂中药分 2 日服用。

【三诊】2020年12月9日复诊，患者服用汤药配合膏方治疗后腹泻症状改善明显，大便次数减至每日1～2次，大便基本成形。睡眠可，食欲较前好转，小便调。患者欲膏方调理巩固疗效，续予二诊开路方去煅龙骨、煅牡蛎，14剂，及原膏方一料，服用方法同前。

【随访】2021年4月随访，患者大便每日行1～2次，成形，无黏液血便。食纳睡眠可，精神状态较前好转。嘱其规律作息、加强运动、定期复查。

【按语】本例患者因慢性腹泻3年多就诊，属于中医泄泻、大肠泄、飧泄等范畴。《素问·阴阳应象大论》说："清气在下，则生飧泄……湿胜则濡泄。"泄泻的主要病变在脾胃与大小肠，其病因有感受外邪、饮食所伤、七情不和、脏腑虚弱等，病机主要在于脾胃虚弱、湿邪困脾、蕴结下焦、气血壅滞。《医学心悟·泄泻》指出"湿多成五泻，泻之属湿也，明矣。然有湿热，有湿寒，有食积，有脾虚，有肾虚，皆能致泻，宜分而治之"。

患者素体亏虚，脾胃虚弱，加上近年工作压力增大，饮食起居不规律，情志不畅，肝郁乘脾，脾失健运，湿邪蕴结中焦，传导失司，故大便次数增多，稀溏不成形；中焦气机不利，故可见嗳气腹胀。结合患者体质及所处岭南湿热环境，服用膏方前先予开路方半夏泻心汤合葛根芩连汤化裁14剂，辛开苦降、平调寒热，促进患者气机通畅，为后期膏方调养打好基础。

膏方处方由半夏泻心汤、痛泻要方、参苓白术散、葛根芩连汤等加减合成。其中半夏泻心汤和胃降逆、开结除痞、辛开苦降，梳理中焦气机，此为气机升降的枢纽。白术、白芍、陈皮、防风组成痛泻要方。五行之中，土得木而达，木郁易乘脾土，"见肝之病，知肝传脾"，故用痛泻要方来抑肝扶脾。生晒参、茯苓、白术、山药、白扁豆、薏苡仁等组成参苓白术散，其意在益气健脾、化湿和中，脾胃健运则水湿得以运化。半夏泻心汤加一味葛根，则合为葛根芩连汤，具有清热止泻、防止湿郁化热的作用。方中加入车前子淡渗利湿，奏利小便而实大便之功。考虑患者病程较长，长期湿郁易与血结，气血凝滞，故加入丹参、三七活血。大腹皮和泽泻、佩兰均有祛湿功效，此外救必应和五指毛桃为岭南特色药材，亦能祛湿健脾止泻。全方秉承陈瑞芳"调气血、畅气机，以平为期"的思想，通过升清阳、理肝脾，使脾胃健运，湿去则泻自止。

（张小可 整理）

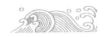

李某，女，28 岁，办公室文员。2020 年 9 月 8 日初诊。

【主诉】反复大便烂 3 年，腹泻 3 天。

【现病史】患者 3 年前无诱因出现大便烂，稍有饮食不慎则腹泻腹痛，自行服用加味藿香正气丸后症状可以缓解，但平素仍时溏时泻，反复发作。现症见大便烂、每日行 2 ～ 3 次、偶见食物残渣，肠鸣，偶有肚脐周围疼痛，泻后则安；食欲差，怕冷，手脚容易冰冷，疲倦乏力，腰酸；眠一般，小便可。

【望诊】体型中等，面色白，舌淡，苔白厚，舌双侧边缘见齿痕。

【切诊】脉沉细。

【既往史】否认高血压、糖尿病病史。

【经带胎产史】未婚未育。末次月经为 2020 年 8 月 20 日，周期 6 天，色红，无血块。

【辅助检查】2019 年 11 月结肠镜检查提示慢性结肠炎。

【诊断】

中医诊断：泄泻（脾肾亏虚）。

西医诊断：慢性结肠炎。

【证候分析】患者先天脾肾不足，阳气不足，不能助脾腐熟水谷，水谷不化；又因饮食失调，导致中阳不健，运化失调，脾胃不能正常受纳水谷和运化精微，水谷糟粕混杂而下，逐渐形成泄泻。患者疲乏、食欲差、怕冷、腰酸等为脾肾亏虚的表现。舌淡，苔白厚，舌双侧边缘见齿痕，脉沉细为其舌脉之象。

【首诊处方】

党参 15 g	茯苓 15 g	白术 15 g	白扁豆 15 g
陈皮 5 g	山药 15 g	薏苡仁 30 g	桔梗 10 g
大枣 10 g	炙甘草 10 g	吴茱萸 3 g	

共 7 剂，水煎服，每日 1 剂，每日 2 次，于餐后 1 小时服用。嘱咐患者

用药期间忌食生冷、辛辣刺激食物，勿暴饮暴食，平素注意腰腹部保暖。

首诊处方以参苓白术散加减为主方，益气健脾，渗湿止泻，加吴茱萸温脾益肾，助阳止泻。

【二诊】2020 年 9 月 16 日复诊，患者服药后腹泻症状已缓解，现大便每日行 1～2 次、仍烂，无脐周疼痛，食欲较前好转，偶有腰酸，仍怕冷，眠可。舌淡、苔薄白，脉沉细。

患者服药后症状改善，效不更方，继续服中药 7 剂，建议患者服用中药后，续用膏方调理 2 个月，标本兼治。

【膏方处方】

黄芪 150 g	茯苓 100 g	白术 150 g	白扁豆 100 g
陈皮 50 g	山药 100 g	莲子肉 100 g	薏苡仁 150 g
桔梗 60 g	大枣 120 g	法半夏 100 g	黄连 50 g
黄芩 100 g	干姜 60 g	防风 100 g	白芍 150 g
紫苏叶 100 g	厚朴 80 g	藿香 100 g	白芷 100 g
葛根 200 g	人参 100 g	丹参 100 g	吴茱萸 30 g
五味子 50 g	救必应 100 g	鸡内金 100 g	红曲 150 g
淡豆豉 100 g	三七 50 g	赤小豆 150 g	车前子 100 g
炒谷芽 100 g	补骨脂 100 g	肉豆蔻 50 g	

另加：鹿角胶 100 g，阿胶 60 g（烊化），黄酒 60 mL，饴糖 250 g。

嘱患者服用中药 1 周后开始服用膏方，每日上午服膏方 1 次，每次 1 小勺（约 20 g），用温水冲服。

【三诊】2020 年 11 月 20 日复诊，患者经膏方调理后，现精神明显好转，大便每日行 1～2 次、成形、偏软，无腹痛，纳可，眠一般。舌淡，苔薄白，脉沉细。患者希望继续调理脾胃功能，故守原方继续以膏方调养 1 个月。

【随访】患者服膏方 2 个月后大便时溏时泻症状消失，精神好转，食欲恢复，眠可。患者仍有怕冷腰酸症状，嘱患者继续服用膏方调理体质。

【按语】患者以"反复大便烂 3 年，腹泻 3 日"为主诉，肠镜检查提示慢性结肠炎，符合中医泄泻病的诊断。患者平素容易疲乏，怕冷，手脚冰冷，大便时溏时泻，完谷不化，食欲差，伴腰酸，为脾肾亏虚的症状。面色白，舌淡、苔薄白，脉沉细是其舌脉之象。

《灵枢》有云："胃中寒，则腹胀，肠中寒，则肠鸣飧泄，胃中寒，肠中热，则胀而且泄。"《景岳全书》指出："肾为胃关，开窍于二阴，所以二便之开闭，皆肾脏之所主，今肾中阳气不足，则命门火衰，而阴寒独盛，故于子丑五更之后，阳气未复，阴气盛极之时，即令人洞泄不止也。"所谓"无湿不成泻"，湿为泄泻病的主要病理因素。而风、寒、热、饮食、起居等因素皆能引起泄泻。《景岳全书》云："泄泻之本，无不由于脾胃。"脾胃虚弱是其本，而肾阳气不足则不能助脾胃运化水湿，造成泄泻反复，时溏时泻，完谷不化，泻后则安。

以参苓白术散作为开路方和膏方中主方，健脾益气，渗湿止泻。人参补益脾胃，白术渗湿，茯苓健脾益气，为方中君药；山药健脾益肺，莲子肉健脾涩肠，白扁豆、薏苡仁健脾化湿，桔梗宣利肺气，调畅气机，开提肺气，通调水道，助水谷精微运化输布，载药上行。整方肺脾双补，母子双调。

膏方中除参苓白术散，又配合四神丸、半夏泻心汤、藿香正气丸、痛泻要方和葛根芩连汤。半夏泻心汤寒热平调、消痞散结，葛根芩连汤可以治疗协热下利。法半夏性温，散结消痞、降逆止呕，干姜温中散寒，黄芩、黄连苦寒，清热祛湿，人参、大枣甘温健脾益气，全方辛开苦降，寒热平调。藿香正气丸理气和中，解表化湿。藿香辛温芳香化湿，可内化脾胃湿滞，陈皮燥湿理气，紫苏叶醒脾宽中，厚朴行气化湿，寓气行则湿去之意义；桔梗宣肺理气，干姜、大枣调和营卫。痛泻要方中白芍柔肝缓急止痛，与白术相配，于土中泻木；防风可治一切风证，具有升散之性，与白术、白芍相伍，散肝郁，舒脾气，脾健肝柔则痛泻即止。膏方中还加入吴茱萸补肾温阳，鸡内金行气消滞，防止膏方滋腻，助运脾胃；丹参、三七活血化瘀，使得处方动静结合，炒谷芽消食导滞。鹿角胶温阳补肾，整方顾护脾肾，动静结合，健脾温肾化湿，对症服药，患者服后效果明显。

（常少琼　整理）

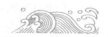

罗某，男，23 岁，学生，广州籍。2017 年 1 月 25 日初诊。

【主诉】大便次数多、质稀 2 年余。

【现病史】患者诉近 2 年来大便次数增多，每日行 3 ～ 4 次，质稀不成形，无黏液血便，无排便不尽感，偶有腹痛腹胀感，矢气后缓解。嗳气，无反酸，纳眠可，小便正常。近期体重未见明显下降。

【望诊】形体偏瘦，舌质淡，苔薄黄。

【切诊】脉濡细。

【既往史】既往无特殊病史。

【辅助检查】2017 年 1 月 16 日胃肠镜检查结果提示结直肠溃疡（克罗恩病），回肠末端 3 mm×5 mm，病理结果提示回肠末端黏膜中度慢性炎症伴糜烂，急性活动改变。2017 年 1 月 19 日中下腹部平扫＋增强 CT 结果提示回肠下端肠壁多发阶段性增厚及管腔狭窄，考虑炎症性肠病，克罗恩病可能性大。

【诊断】

中医诊断：泄泻（脾虚湿蕴）。

西医诊断：克罗恩病。

【证候分析】本病病机多属脾胃虚弱，湿热内蕴，蕴结下焦，血行不畅，气血壅滞，日久肠道管腔变窄。脾虚为致病之本，湿热为发病之标，本虚标实，寒热错杂。本例患者体形偏瘦，素体亏虚，脾胃虚弱，加之久居高温多雨的岭南地区，喜熬夜，平素学习压力大，饮食、起居、情志失调，肝郁乘脾，脾失健运，湿邪蕴结于肠道，传导失司，故见大便次数增多、质稀不成形；湿阻中焦，气机阻滞，腑气通降不利，则见腹痛腹胀，矢气后气机通畅则疼痛缓解；气机上逆则见嗳气。舌质淡，苔薄黄，脉濡细为脾虚湿蕴、蕴久化热所致。

【首诊处方】

党参 15 g	法半夏 10 g	黄芩 10 g	黄连 5 g
大枣 15 g	丹参 15 g	乌药 15 g	救必应 15 g
延胡索 10 g	炙甘草 10 g	葛根 30 g	地榆 15 g

共 14 剂，每日 1 剂，水煎服，每日 2 次，饭后 1 小时服用。

【膏方处方】

党参 150 g	茯苓 120 g	白术 150 g	白扁豆 150 g
山药 200 g	薏苡仁 150 g	莲子 100 g	陈皮 50 g
柴胡 120 g	白芍 120 g	法半夏 100 g	黄芩 100 g
黄连 50 g	葛根 300 g	车前子 100 g	大枣 150 g
丹参 120 g	延胡索 120 g	炙甘草 100 g	大腹皮 100 g
枳实 100 g	蒲公英 150 g	救必应 120 g	鸡内金 80 g
三七 50 g	柿蒂 200 g	佩兰 100 g	
五指毛桃 300 g		白花蛇舌草 150 g	

另加：生晒参 100 g，饴糖 250 g。

【二诊】2017 年 3 月 23 日复诊，患者诉大便次数减至每日行 1～2 次、已基本成形、无里急后重感、无黏液血便，睡眠较差，入睡困难，睡眠浅易醒，纳可，小便正常。舌质淡，苔薄黄，脉濡细。患者希望继续以膏方巩固调理。

【膏方处方】

党参 150 g	茯苓 120 g	白术 150 g	白扁豆 150 g
山药 200 g	薏苡仁 150 g	莲子 100 g	陈皮 50 g
柴胡 120 g	白芍 120 g	法半夏 100 g	黄芩 100 g
黄连 50 g	葛根 300 g	车前子 100 g	大枣 150 g
丹参 120 g	延胡索 120 g	炙甘草 100 g	大腹皮 100 g
枳实 100 g	蒲公英 150 g	救必应 120 g	鸡内金 100 g
三七 50 g	柿蒂 200 g	佩兰 100 g	地榆 150 g
补骨脂 100 g	五味子 50 g	黄芪 100 g	火炭母 150 g
黄精 120 g	五指毛桃 300 g		

另加：生晒参 100 g，饴糖 250 g。

【随访】2017 年 5 月 17 日电话随访，诉睡眠改善，每晚能睡 6～7 小时，大便每日行 1～2 次，基本成形，纳可，小便正常。嘱早睡早起，坚持运动，定期复查。

【按语】本病病机多属脾胃虚弱，湿热内蕴，蕴结下焦，血行不畅，气血壅滞，日久肠道管腔变窄。脾虚为致病之本，湿热为发病之标，本虚标实，寒热错杂。本例患者体形偏瘦，素体亏虚，脾胃虚弱，加之久居高温多雨的岭南地区，喜熬夜，平素学习压力大，饮食、起居、情志失调，肝郁乘脾，脾失健运，湿邪蕴结于肠道，传导失司，故见大便次数增多、质稀不成形；湿阻中焦，气机阻滞，腑气通降不利，则见腹痛腹胀；矢气后气机通畅，则疼痛缓解；气机上逆则见嗳气。舌质淡，苔薄黄，脉濡细为脾虚湿蕴、蕴久化热所致。结合岭南地区地域环境特点和患者体质特点，服用膏方前先予辛开苦降、平调寒热的开路方半夏泻心汤加减方 1 周，既可促进人体气机通畅，防止膏方滋腻碍胃，又有助于后期膏方的吸收。

膏方处方是由参苓白术散、四逆散、葛根芩连汤、半夏泻心汤等加减化裁而成，结合治未病思想及五脏相关理论调理他脏，以健脾祛湿为主，兼有抑木扶土、清热祛湿、行气活血等治法。生晒参、党参、白术、茯苓、山药、白扁豆、桔梗、薏苡仁等组成参苓白术散加减，益气健脾、化湿和中，脾胃健运则水湿得以运化。党参、法半夏、黄芩、黄连、大枣等合为半夏泻心汤，因水湿有随气升降的特点，半夏泻心汤辛开苦降可疏理脾胃气机升降之枢纽。五行之中，土得木而达，木郁易乘脾土，"见肝之病，知肝传脾"，故以四逆散来调和肝脾，佐以延胡索、大腹皮等行气以祛湿。膏中加入车前子能淡渗利湿，"利小便而实大便"，达到止泻之效。湿邪偏盛，郁久化热，易使热与血结，气血凝滞，故以丹参、三七活血化瘀，并与葛根芩连汤清热止泻，防止湿郁化热。患者肠镜提示回肠末端黏膜中度慢性炎症伴糜烂，现代药理学研究显示蒲公英、白花蛇舌草有消炎止痛的功效，鸡内金能促进黏膜糜烂面修复及愈合，故以白花蛇舌草、蒲公英、鸡内金来清热解毒散结。救必应为岭南道地药材，为祛湿健脾止泻之佳品。针对患者嗳气，加入柿蒂来平降胃气。结合全方，通过健运中宫，充后天之本，升清阳，理肝脾，使脾胃健运，水湿自去而泄泻自止。对于湿气较重患者，特别是胃肠道疾患者，服用的膏方以素膏为佳，故没有用龟甲胶及阿胶等收膏，加大饴糖用量来收膏。

（晏显妮　整理）

中医膏方调理案例精选

39 过敏性鼻炎（鼻鼽——肺脾气虚）

袁某，男，40岁，银行职员。2018年11月10日初诊。

【**主诉**】反复鼻塞流涕10余年，加重1个月。

【**现病史**】患者10余年来反复出现鼻塞、流清涕，打喷嚏；平素畏风寒，易感冒。曾被确诊为过敏性鼻炎，每次发作时服用抗过敏、抗组胺药物后逐渐缓解，但遇冷则易发作，反复不愈。患者于1个月前因天气转冷后上述症状再次发作，鼻塞、鼻痒、流清涕，喷嚏频作，自汗，畏风寒；咳嗽无力，气短而喘，咳痰清稀；食少纳呆，大便溏稀、每日行2～3次，睡眠可，小便可。现寻求中药治疗。

【**望诊**】体型偏瘦，面色苍白，舌质淡红，苔薄白。

【**切诊**】脉细弱。

【**既往史**】否认高血压、糖尿病、心脏病史，否认药物过敏史。

【**辅助检查**】2018年11月2日查血常规提示嗜酸性粒细胞数偏高。鼻分泌物涂片检查可见嗜酸性粒细胞增多。鼻黏膜刮片检查可见较多肥大细胞。

【**诊断**】

中医诊断：鼻鼽（肺脾气虚）。

西医诊断：过敏性鼻炎。

【**证候分析**】本案例患者属于肺脾气虚之鼻鼽，患者素体虚弱，正气不足，肺气虚弱，卫表不固，腠理疏松，风寒邪气外侵，故见鼻塞、鼻痒、流清涕、喷嚏频作、自汗、畏风寒；肺气虚，肺失宣降，气逆于上，故见咳嗽无力、气短而喘；肺气虚，津液不布，聚而为痰，故咳痰清稀；脾气虚弱，运化失职，水湿不运，故见食少纳呆；脾虚失运，水湿下注肠道，故见大便溏稀；肺脾气虚，气血化源不足，气血不能上荣于面，故见面色苍白。舌脉象为肺脾气虚之征象。

【首诊处方】

生晒参15 g	黄芪10 g	丹参10 g	防风10 g
细辛3 g	荆芥10 g	茯苓15 g	炒白术15 g
苍耳子15 g	桔梗10 g	苦杏仁10 g	升麻5 g
柴胡5 g	炙甘草10 g	辛夷花15 g（包煎）	

共14剂，水煎服，每日1剂，每日2次，早晚餐后温服。同时嘱咐患者第一周配合服用氯雷他定片（每日1片）、复方辛夷滴鼻液滴鼻（每次1～2滴，每日2次），第二周后停服氯雷他定片，隔日使用复方辛夷滴鼻液滴鼻。嘱咐患者服药期间忌食生冷、辛辣刺激食物。

首诊处方以温肺止流丹和补中益气汤加减作为开路方，方中生晒参、黄芪、炒白术、茯苓、炙甘草健脾益肺，培土生金；荆芥、防风、细辛祛风解表，温肺散寒；辛夷花、苍耳子两者均入肺经，善散风寒而通鼻窍，为通鼻窍之要药；桔梗、苦杏仁二药配伍，宣肺降气，化痰止咳；少量升麻、柴胡升举清阳，脾阳升则运化水湿；炙甘草调和诸药。全方共奏补脾益肺，散寒通窍之功。

【二诊】2018年11月26日复诊，患者诉鼻腔通畅，鼻痒、流清涕、打喷嚏、咳嗽、气喘减轻，痰色清稀，畏寒肢冷，自汗少，睡眠可，胃口较前好，无腹胀，大便偏软、每日1～2次，小便可。面色白，舌质淡红，苔薄白，脉沉细。已不需要服用氯雷他定片和使用复方辛夷滴鼻液。考虑膏方携带及服用方便，给予膏方调理。

【膏方处方】

生晒参150 g	黄芪200 g	丹参100 g	防风100 g
荆芥100 g	蝉蜕50 g	细辛30 g	炒白术150 g
熟地黄120 g	山茱萸120 g	山药150 g	茯苓100 g
泽泻100 g	牡丹皮100 g	桔梗80 g	苦杏仁80 g
桂枝100 g	白芍100 g	大枣150 g	陈皮50 g
法半夏100 g	炒麦芽150 g	诃子100 g	升麻30 g

柴胡 30 g　　　　苍耳子 60 g　　　　巴戟天 100 g　　　　淫羊藿 100 g

炙甘草 60 g　　　辛夷花 150 g（包煎）

另加：鹿角胶 100 g，阿胶 100 g，黄酒 100 mL，饴糖 250 g。

嘱患者每日服膏方 2 次，服法为每日上午、下午各服 1 次，每次 1 小勺（约 20 g），用温开水冲服。用药期间忌食肥甘厚腻、生冷、辛辣刺激类食物。

【三诊】2019 年 3 月 2 日复诊，经膏方调理 3 个月后，患者诉鼻塞、鼻痒、流清涕、打喷嚏、咳嗽、咳痰、气喘等症状明显改善，无自汗，畏寒肢冷症状明显减轻；睡眠可，胃口好，无腹胀，大便软、每日行 1～2 次，小便可。面色有光泽，舌质淡红，苔薄白，脉细。患者要求继续服用膏方调理，故守原膏方继续调养 3 个月。后期随访患者诉诸症消失。

【按语】过敏性鼻炎，又称变应性鼻炎，是指易感个体接触致敏原后，由多种免疫活性细胞和细胞因子参与的以鼻塞、鼻痒、流清涕、发作性喷嚏为主要症状的鼻黏膜慢性炎症性疾病。本病主要与遗传因素、吸入性变应原、食物变应原等有关。本病以儿童及青壮年居多，男女发病无明显差异。

本病属于中医鼻鼽、鼽嚏范畴。鼻鼽最早记载于《素问·脉解》："头痛、鼻鼽、腹肿者，阳明并于上，上者则其孙络太阴也，故头痛、鼻鼽、腹肿也。"《刘河间医学六书》说："鼽者，鼻出清涕也。"关于鼻鼽的病因，《证治要诀》说"清涕者，脑冷肺寒所致"。本病多由脏腑虚损，正气不足，腠理疏松，卫表不固，风寒邪气或异气乘虚侵入而引起。病位在肺卫，涉及脾肾。

本案例患者辨病为鼻鼽，辨证属肺脾气虚。该患者素体虚弱，正气不足，肺气虚，卫表不固，腠理疏松，风寒之邪外侵肌表，故见鼻塞、鼻痒、流清涕、喷嚏、自汗、畏风寒；肺气虚弱，宣降失常，津液不布，故见咳嗽、咳痰、气喘；脾虚失运，运化水谷失常，故见食少纳呆、便溏。舌脉象乃肺脾气虚之征象。

二诊膏方中以温肺止流丹、补中益气汤、玉屏风散、金匮肾气丸为主加减。方中生晒参、黄芪大补肺脾之气，丹参活血祛瘀，该三药为国医大师孙光荣的常用药组，具有益气活血祛邪之效，配伍茯苓、炒白术、炙甘草、陈皮、法半夏以健脾益气，化痰祛湿，加升麻、柴胡升举清阳，以上药物配伍为补中益气汤化裁。在五行当中，肺属金，脾属土，此方意在补中益气，培土生金；荆芥、防风二药配伍祛风解表，加入蝉蜕增强祛风止痒之效；细辛、辛夷花、苍耳子温肺散寒，通鼻窍。患者肺脾气虚日久，必累及肾而使肾阳虚损，膏方中采用金匮肾气丸化裁以补肾助阳，去辛热有毒之附子，改为辛温无毒之巴戟天、淫羊藿以补肾助阳，配伍桂枝温通经脉，加入熟地黄、山药、山茱萸、泽泻、茯苓、牡丹皮，在大量滋阴药中加入少量补阳药，此为"阴中求阳"之意，意在微微生少火以生肾气。桂枝、白芍、大枣、炙甘草为桂枝汤化裁，意在解肌发表，调和营卫，配合黄芪、炒白术、防风之玉屏风散益气固表，二方内外兼顾，营卫调和，增强机体抵御风寒邪气。桔梗、苦杏仁一宣一降，宣肺降气，化痰止咳，配合诃子敛肺止咳，以防肺气耗散太过。炒麦芽健脾开胃，助膏方吸收。阿胶、鹿角胶滋阴补阳，黄酒活血通经，饴糖补中益气，四药为出膏药对，具有阴阳双补、调和气血、活血通经之效。全方共奏补脾益肺，益气固表，温阳通窍之功。

　　三诊患者症状明显改善，继续按原膏方处方调理。

（周波　整理）

史某，女，61 岁，退休人员。2016 年 3 月 16 日首诊。

【主诉】反复鼻塞、流黄涕 2 年余。

【现病史】自诉 2 年前无明显诱因出现反复鼻塞、流清涕，曾被诊断为过敏性鼻炎，给予药物（具体不详）治疗后，症状未见明显缓解。2 周前不慎受凉感冒，鼻塞症状加重，伴黄色浊涕流出，伴有咳嗽，有痰难咳出，无发热、无恶寒，纳眠可，特来治未病门诊就诊调治。

【体格检查】体型偏瘦，鼻中隔向右偏曲，双下鼻甲色淡肿大，中鼻道见较多分泌物。

【望诊】形体瘦削，面色白，舌淡红、苔薄白。

【切诊】脉弦滑。

【既往史】患者平素对花粉过敏。否认高血压、糖尿病病史。

【辅助检查】自诉鼻腔镜检查未见明显异常。

【诊断】

中医诊断：鼻鼽（肺脾气虚、痰湿内蕴）。

西医诊断：过敏性鼻炎。

【证候分析】患者年老，脏腑虚损，正气不足，卫表不固，肺气虚则腠理疏松，寒湿外邪乘虚而入，后天之本脾气亏虚，化生不足，鼻窍失养，痰湿内蕴，故出现鼻塞、流黄涕；痰湿化热阻滞肺经，导致肺肃降失职，肺气不宣，出现咳嗽。面色白，舌淡红苔薄白，脉弦滑为对应舌脉之象。

【首诊处方】

麻黄 10 g	细辛 3 g	黄芪 15 g	白术 15 g
防风 10 g	白芷 10 g	辛夷 10 g	法半夏 10 g
黄芩 10 g	黄连 5 g	炙甘草 6 g	党参 15 g
大枣 15 g	熟附子 10 g（先煎）		

共 7 剂，水煎服，每日 1 剂，早晚各 1 次。

首诊以麻黄附子细辛汤、玉屏风散合小柴胡汤加减作为开路方。麻黄附子细辛汤助阳解表，玉屏风散益气固表，小柴胡汤和解少阳，三者相合起到温经助阳、扶正祛邪的功效。

【膏方处方】

麻黄 100 g	细辛 30 g	附子 100 g	肉桂 80 g
熟地黄 100 g	山茱萸 100 g	山药 100 g	牡丹皮 100 g
泽泻 100 g	茯苓 150 g	黄芪 300 g	生晒参 100 g
白术 120 g	防风 80 g	枸杞子 100 g	法半夏 100 g
黄芩 100 g	柴胡 100 g	大枣 150 g	浮小麦 300 g
女贞子 100 g	墨旱莲 100 g	补骨脂 60 g	炙甘草 80 g
辛夷 120 g	白芷 100 g	黄精 150 g	毛冬青 300 g
地龙 80 g	紫苏 100 g	桑寄生 100 g	紫河车 100 g
菟丝子 100 g	覆盆子 100 g	陈皮 50 g	

另加：鹿角胶 80 g（烊化），阿胶 150 g，饴糖 250 g。

嘱患者先服用中药汤剂 1 周，早晚 1 次温服，其间避免食用生冷、辛辣食物，注意保暖；1 周后服用膏方，每日早餐 1 小时后服用 1 匙（约 20 g），温开水冲服。日常坚持进行迎香穴、太阳穴、风池穴、合谷穴、曲池穴和足三里的穴位按摩。

【二诊】 2016 年 5 月 25 日复诊，患者自述鼻塞症状明显缓解，现仍偶有鼻塞、流清涕，无咳嗽；纳眠可，二便调；舌淡红，苔白，脉细。考虑已经进入夏天，故调整附子、肉桂、黄芩的用量，改生晒参为西洋参，调整鹿角胶、龟甲胶、阿胶等收膏药的用量，继续膏方调理。

【膏方处方】

麻黄 80 g	细辛 20 g	附子 50 g	肉桂 40 g
熟地黄 100 g	山茱萸 100 g	山药 100 g	牡丹皮 100 g
泽泻 100 g	茯苓 150 g	黄芪 100 g	西洋参 300 g
白术 120 g	防风 80 g	枸杞子 100 g	法半夏 100 g
黄芩 150 g	柴胡 100 g	大枣 150 g	浮小麦 300 g
女贞子 100 g	墨旱莲 100 g	补骨脂 60 g	炙甘草 80 g

辛夷 120 g	白芷 100 g	黄精 150 g	浙贝母 100 g
毛冬青 300 g	地龙 80 g	紫苏 100 g	桑寄生 100 g
紫河车 100 g	菟丝子 100 g	覆盆子 100 g	陈皮 50 g
菊花 80 g			

另加：鹿角胶 60 g，龟甲胶 100 g，阿胶 80 g，饴糖 250 g。

每日早餐 1 小时后服用 1 匙（约 20 g），温开水冲服。

【随访】患者自诉鼻塞、流涕症状明显改善，休息好时几乎没有症状，自觉服用膏方后精力充沛，状态良好，脸色比过去红润，心情愉悦。

【按语】过敏性鼻炎，中医称为鼻鼽，多由于肺脾气虚，卫气不固所致。《素问》记载："所谓客孙脉则头痛、鼻鼽、腹肿者，阳明并于上，上者则其孙络太阴也，故头痛、鼻鼽、腹肿也。"过敏性鼻炎病位在于肺、脾、肾三脏。肺主皮毛，开窍于鼻，肺气不足，卫气不能固外，外邪从皮毛、口鼻而入。脾胃为后天之本，脾气不足，气血生化乏源，累及肾气，加重肺气不足。患者的既往史和现病史提示患者具有气虚质合并特禀质，同时有痰湿质倾向，中医辨证为肺脾不足、痰湿内蕴。这可能与先天禀赋、后天调理失当有关，从患者平素容易感冒、冬季怕冷等表现中也可以发现卫气不足的证据。

《医方考》记载："卫气一亏，则不足以固津液，而自渗泄矣，此自汗之由也。白术、黄芪所以益气，然甘者性缓，不能速达于表，故佐之以防风。东垣有言，黄芪得防风而功愈大，乃相畏相使者也。是自汗也，与伤风自汗不同，伤风自汗责之邪气实；杂证自汗责之正气虚，虚实不同，攻补亦异。"玉屏风散原为治疗肺卫气虚自汗症，但异病同治，多被用于过敏性鼻炎的调治。方中黄芪甘温，内可补脾肺之气，外可护卫固表，为君药。白术健脾益气，助黄芪益气固表之力；防风遍行全身，能散风，为治风良药，与黄芪配伍，固表而不留邪，祛邪而不伤正，有补中寓疏、散中寓补之意。患者由于不慎感受风寒外邪，卫气不固，风寒之邪入内困表，营卫不和，寒邪损伤阳气，体内的阴液、水饮不得阳气温化，停滞不行而逐渐成痰、成湿。肺脏宣发功能受损，脾胃运化水湿失衡，气机逆乱，上逆而咳。陈瑞芳重用玉屏风散益肺固表，配伍辛夷、白芷散风通窍，紫苏行气和胃、地龙通络平喘、浙贝母润肺化痰，以上药物共起清肺化痰、调节气机的作用。

患者素体正气不足，阳气逐渐亏虚，卫表不固，首诊时在玉屏风散基础上，配合用《注解伤寒论》中的名方麻黄附子细辛汤助阳解表。《伤害溯源集》云："麻黄发太阳之汗，以解其在表之寒邪；以附子温少阴之里，以补其命门之真阳；又以细辛之气温味辛，专走少阴者，以助其辛温发散，三者合用，攻补兼施，虽发微汗，无损于阳气矣，故为温经散寒之神剂云。"麻黄、附子、细辛三药可使寒邪从表散出，又可护其阳，扶阳气，化内寒，治疗患者之本。

膏方中还运用附桂八味地黄丸加减滋补肾阴，起到阴中求阳、阳中求阴之效。熟地黄、山茱萸、山药三补肝、脾、肾之阴；泽泻、牡丹皮、茯苓三泻肝、脾、肾之火。再配以小柴胡汤和解少阳、祛湿化痰，黄芪、大枣健脾益气，防膏方滋腻之性加重患者痰湿，顾护中焦运化功能。全方辨证准确，标本兼治，故患者服用后症状明显缓解。但考虑到患者先天肺脾不足、卫气亏虚的本质特点，前方虽已奏效，但仍未完全纠正患者偏颇体质，肺宣发功能失调，气机逆乱，仍有鼻塞症状，故二诊时在原方基础上减浙贝母、麻黄、细辛，加菊花以疏风。菊花入肝、肺经，使肝疏风功能正常则能辅助肺的宣发，体现了邓铁涛五脏相关的理论。

（常少琼　整理）

张某，男，65岁，退休人员。2019年11月20日初诊。

【主诉】反复发作咳嗽、气喘10余年，加重1周。

【现病史】患者近10多年来反复出现咳嗽、气喘，活动时明显加重，伴咳痰。曾被确诊为支气管哮喘，常因冷空气或季节变化时容易出现咳嗽、胸闷、气喘加重，多次住院治疗后症状改善，长期使用硫酸沙丁胺醇吸入气雾剂缓解气喘症状。患者1周前因着凉后咳嗽、喘息加重，咳痰色白，无发热，无端坐呼吸，无双下肢浮肿，遂至急诊科就诊，经过抗炎、解痉、平喘等治疗2日后上述症状缓解，建议住院，但患者不想住院，予带药回家。现患者寻求中药调理。现症见：咳嗽，气喘，咳痰不爽，色白而多泡沫；无端坐呼吸，夜间可平卧，无发热，畏寒肢冷，渴喜热饮，睡眠差，食少，大便溏、每日1～2次，尿频而色清。

【望诊】形体适中，面色白，舌质淡胖，苔白滑。

【闻诊】喉间痰鸣如水鸡声。

【切脉】脉沉弦。

【既往史】否认高血压、糖尿病、冠心病病史。

【辅助检查】2018年10月20日肺功能检查提示支气管激发试验阳性，支气管舒张试验阳性。2019年11月14日查血常规提示嗜酸性粒细胞数偏高，超敏C反应蛋白升高，脑钠肽未见异常。

【诊断】

中医诊断：哮病（肺肾两虚、痰饮伏肺）。

西医诊断：支气管哮喘。

【证候分析】该患者属于肺肾两虚、痰饮伏肺之哮病。本病本虚标实，哮病久发，耗损精气，加上患者年老体弱，肺肾亏虚，为本虚。肺气虚，卫表不固，外感风寒之邪气，触发体内痰饮，痰饮伏于肺，浊气上逆，肺气宣降失职，故见咳嗽、咳痰、气喘；痰气搏结于咽喉，则喉间痰鸣如水鸡声；哮病日久，耗损肾之精气，肾阳不足，温煦失职，故见畏寒肢冷、尿频色清、面色白；肾阳为一身之阳气，肾阳不足，累及脾阳不足，故见食少、便溏。舌脉象乃为肺肾两虚、痰饮伏肺之征象。

射干 10 g	炙麻黄 10 g	细辛 3 g	紫菀 15 g
款冬花 15 g	法半夏 10 g	五味子 10 g	生姜 10 g
大枣 15 g	甘草 6 g		

共 7 剂，水煎服，每日 1 剂，每日 2 次，早晚餐后温服。配合使用万托林，每次 1 吸，每日 1 ～ 2 次。嘱咐患者服药期间忌食生冷、辛辣刺激食物。同时嘱咐患者每天早上做深呼吸扩胸运动或者散步 20 ～ 30 分钟。

首诊处方以射干麻黄汤为基础方，方中射干、炙麻黄一寒一温，宣肺泻肺，祛痰化饮，利咽平喘，开达气机；炙麻黄宣肺平喘，解表散寒，温化里饮；辛温之细辛、生姜温肺化饮，兼助炙麻黄解表祛邪。紫菀泻肺降逆祛痰，款冬花宣肺化饮止咳，两者一宣一降，调理肺气。痰饮伏肺，法半夏燥湿化痰、温肺化饮，生姜温肺降逆化饮，二者为小半夏汤，具有化痰散饮、和胃降逆之功。五味子敛肺止咳，甘草调和诸药。全方共奏解表散寒，温肺化饮，止咳平喘之功。

【二诊】2019 年 11 月 28 日复诊，患者诉咳嗽、气喘减轻，喉间痰鸣音消失，咳痰量少，色白，无泡沫，无端坐呼吸。已停用万托林，仍有畏寒肢冷，睡眠、胃口较前改善，大便质软、每日行 1 ～ 2 次，尿仍频、色清。舌质淡红，苔白，脉沉细。考虑患者需要一段时间调理，给予膏方服用。

【膏方处方】

炙麻黄 50 g	细辛 30 g	化橘红 80 g	法半夏 100 g
五味子 100 g	干姜 60 g	大枣 150 g	桂枝 100 g
白芍 100 g	炙甘草 60 g	鱼腥草 100 g	毛冬青 300 g
地龙 60 g	紫苏子 100 g	陈皮 50 g	丹参 100 g
桔梗 100 g	苦杏仁 100 g	茯苓 150 g	炒白术 150 g
熟地黄 100 g	山茱萸 100 g	山药 150 g	泽泻 60 g
牡丹皮 60 g	五味子 50 g	补骨脂 100 g	淫羊藿 80 g
五指毛桃 200 g			

另加：西洋参 150 g，龟甲胶 100 g，阿胶 100 g，黄酒 100 mL，饴糖 250 g。

中医膏方调理案例精选

嘱患者每日服膏方 2 次，每次 1 小勺（约 20 g），用温开水冲服。嘱咐患者服药期间忌食生冷、辛辣刺激食物。同时嘱咐患者每天早上做深呼吸扩胸运动或者散步 20～30 分钟。

【三诊】2020 年 3 月 8 日复诊，经膏方调理 3 个月后，患者咳嗽、咳痰、气喘、畏寒肢冷明显大减，睡眠佳，胃纳可；小便次数减少，无夜尿，大便软。舌质淡红，苔白，脉细。患者要求继续服用膏方调理，故守原膏方继续调养 3 个月。后期随访患者诉诸症消失。

【按语】支气管哮喘是一种由多种细胞（如嗜酸性细胞、肥大细胞等）和细胞组分参与的，以气道慢性炎症反应为主要特征的慢性气道疾病，以反复发作性喘息、气急、胸闷或咳嗽等症状为主，常在夜间和（或）凌晨发作或加重，多数患者可自行缓解或者经治疗后缓解。本病好发于有哮喘家族史、过敏性疾病等人群。本病病因多与遗传因素、变应原因素、诱发因素等密切相关。

本病属于中医哮病、哮喘范畴。历代文献对本病多有记载，《内经》有喘鸣、喘喝之称；《金匮要略》中名"上气"，并有"咳而上气，喉中水鸡声"的记载；《症因脉治》首创哮喘病名；《丹溪心法》提出"哮喘必用薄滋味，专主于痰"，又提出"未发以扶正气为主，既发以攻邪气为急"的治疗原则；《医学正传》指出"喘以气息言，哮以声响名"。

本病病因病机为痰饮之邪伏于肺，每因外邪侵袭、饮食不当、情志刺激、体虚劳倦等诱因引动而触发，以致痰壅气道，肺气失宣降，出现喘息、气急、胸闷、咳嗽、咳痰等症状。本病病位在肺，涉及脾肾，多为本虚标实。

本案例患者辨病为哮病，辨证为肺肾两虚、痰饮伏肺。患者年迈，素体虚弱，久病必耗伤精气，出现肺肾两虚，肺气虚，卫表不固，加之外感风寒之邪，触发肺内痰饮，导致肺气失宣降，气逆于上，故见咳嗽、咳痰、气喘；肾阳不足，累及脾阳，阳虚则寒，温煦失职，故见畏寒肢冷、便溏、尿频而清，舌脉象为之佐证。二诊膏方中以小青龙汤、苓桂术甘汤、金匮肾气丸为主加减，方中炙麻黄宣肺平喘，桂枝温阳化气，二者相须为用，既解表散寒，又宣肺化气；干姜、细辛温肺化饮，兼助炙麻黄、桂枝解表散寒；化橘红、法半夏理气燥湿，降逆化痰；白芍、五味子养阴敛肺，以防炙麻黄、细辛、干姜、法半夏辛散耗气。《金匮要略·痰饮咳嗽病脉证并治》云："病痰饮者，当以温药和之。"桂枝、茯苓、炒白术、炙甘草组成苓桂术甘汤，以健脾渗湿、温阳利水。正如《金匮要略心典》所云："苓桂术甘温中去湿，治痰饮之良剂，是即所谓温药也。"痰饮为阴邪，遇寒则凝，得温则行。熟地黄、山茱萸、山药、茯苓、牡丹皮、泽泻、桂枝、淫羊藿，取金匮肾气丸之意以温补肾阳、化气利水，使水饮之邪从小便去。西洋参、茯苓、炒白术、炙甘草、大枣补中益气，健脾利湿。桔梗、苦杏仁一宣一降，宣肺降气，止咳平喘。哮喘日久，导致肺肾虚损，加入肺、肾经之补骨脂，以补肾固精，温肺止咳。阿胶、龟甲胶滋阴补阳，饴糖补中益气，此三药为出膏药对，具有阴阳双补，调和气血之效。全方共奏补肾益肺，温阳化饮之功。三诊中患者症状明显改善，继续按原膏方处方调理。

（周波　整理）

张某，男，55岁，农民。2019年10月8日初诊。

【主诉】反复咳嗽、气喘10余年。

【现病史】患者10年前感冒后出现反复咳嗽、气喘，活动后及天气转冷时明显，咳白痰，曾被诊断为慢性阻塞性肺疾病，药物治疗后症状可缓解（具体药物不详），但反复难愈。现症见：咳嗽，夜间明显，咳白痰，痰质黏稠，偶伴有气喘；容易疲乏，怕冷，多汗；腹胀，食欲欠佳，大便烂；偶有腰酸，入睡困难，易醒，夜尿频繁。

【望诊】体型偏瘦，舌淡红、苔白厚。

【切诊】脉沉细。

【既往史】吸烟30余年，每日约半包。否认高血压、糖尿病病史。

【体格检查】双肺呼吸音增粗，未闻及干、湿啰音。

【辅助检查】胸片检查提示肺纤维增粗。

【诊断】

中医诊断：肺胀（肺肾气虚）。

西医诊断：慢性阻塞性肺疾病（稳定期）。

【证候分析】患者长期吸烟，烟草热毒侵袭肺脏，肺气逐渐虚弱，宣降不利，上逆而咳，升降失常则喘。日久肺虚不能主气，后感冒后外邪犯肺，加重肺气受损，肺气胀满，不能敛降，出现咳嗽、气喘；子盗母气，肺病及脾，脾失健运，出现腹胀、食欲欠佳、大便烂等症状。久病及肾，肾气不纳出现咳喘，肾虚不固出现腰酸、夜尿频繁；肺脾肾气虚，阳气不足，出现疲乏、怕冷，气不摄汗，汗出不止；气不能濡养心神，中焦湿热上扰，导致入睡困难、易醒。舌脉象为肺肾气虚之征象。

【首诊处方】

党参15 g	黄芪15 g	熟地黄15 g	五味子10 g
紫菀10 g	桑白皮10 g	茯苓15 g	白术10 g
桔梗10 g	黄芩10 g		

共7剂，每日1剂，水煎服，每日2次，饭后温服。建议患者逐步减少吸烟量直至戒烟。日常注意少食用肥腻、煎炸、辛辣食物，少饮酒，放松心情，注意房间通风。日常可以进行中医八段锦、太极拳或者快步走等有氧锻炼。指导患者日常自我按摩足三里、三阴交、阴陵泉等穴位，进行"邓铁涛教授午间采阳补阳法"。

首诊补肺汤合四君子汤加减补肺、健脾、益气，祛痰止咳，配伍桔梗宣肺、祛痰、利咽，黄芩清解上焦湿热。

【二诊】2019年10月15日复诊，患者服用中药后咳嗽、咳痰较前减少，腹胀、食欲差、睡眠困难等症状较前稍改善，自觉精神好转。舌淡红，苔薄白，脉沉细。效不更方，考虑患者为慢性疾病，建议配合膏方继续调理。

【二诊处方】

党参15 g	黄芪15 g	熟地黄15 g	五味子10 g
紫菀10 g	桑白皮10 g	茯苓15 g	白术10 g
桔梗10 g	丹参10 g		

共7剂，每日1剂，煎服，分2次饭后温服。

原方基础上去黄芩加丹参，与党参、黄芪组成药对，补气抑邪。

【膏方处方】

黄芪100 g	熟地黄100 g	五味子60 g	桑白皮80 g
山茱萸100 g	牡丹皮80 g	山药100 g	泽泻100 g
茯苓100 g	紫苏子100 g	党参100 g	白术100 g
防风50 g	甘草50 g	陈皮50 g	法半夏100 g
巴戟天80 g	淫羊藿80 g	丹参100 g	苦杏仁100 g
百合100 g	莱菔子60 g	白芥子60 g	升麻60 g
当归60 g	川芎60 g	生地黄100 g	肉苁蓉100 g
鸡内金60 g	酸枣仁80 g	焦山楂60 g	炒麦芽100 g
海蛤壳100 g	海浮石100 g	紫菀100 g	款冬花100 g
补骨脂100 g	五指毛桃100 g		

另加：生晒参100 g，龟甲胶50 g，鹿角胶80 g，阿胶80 g，饴糖250 g。

先服用开路方 1 周，后服用膏方，每日早餐后 1 小时服用 1 勺（约 20 g），每日 1 次。其他医嘱同前。

【三诊】2019 年 11 月 25 日复诊，患者服药后咳嗽气喘症状较前明显缓解，咳痰减少，无腹胀，睡眠明显改善，食欲可，大便成形，每日 1 行。舌淡红、苔薄白，脉沉。效不更方。继续服用以上膏方 2 个月以巩固疗效。

【按语】《脾胃论·脾胃盛衰论》云："肺金受邪，由脾胃虚弱，不能生肺，乃所生受病也。"脾土与肺金属于母子相生关系。患者长期吸烟，烟草之热毒损伤肺津，热化为痰；感受外邪，导致肺失宣降，痰瘀阻络，影响气机，发为肺胀。肺病日久，子病累母，影响脾胃功能，故见食欲减退、大便烂等。久病累及肾，出现腰酸、夜尿频繁。肾不纳气，出现咳喘，肾阳不足则怕冷。脾肾虚弱导致气血生化乏源，不能滋养心神及脑窍，出现睡眠困难、疲乏、精神差等。

根据邓铁涛五脏相关理论，"虚则补其母""补后天以养先天"，治疗慢性阻塞性肺疾病稳定期先健脾以养肺，肺金受脾土的滋养，则肺气得生；脾土生化有源则肾元得固。

膏方由补肺汤、七味都气丸、玉屏风散、六君子汤和保和丸组成。补肺汤滋补肺气、止咳平喘，其中党参、黄芪益气补肺，五味子收敛肺气，熟地黄滋阴养肾，桑白皮化痰止咳、降气平喘。七味都气丸为固涩剂，可以补肾纳气、涩精止遗，治疗肾不纳气的咳喘，伴盗汗、小便频数者。方中山茱萸、山药补肝益肾，茯苓健脾化湿可防熟地黄之滋腻，泽泻、牡丹皮泻热，起到补中寓泻。补肺汤与七味都气丸相合为主方，可以补肺益气，滋肾养阴。《医圣心源》云："脾升则肝肾亦升，故肝木不郁，胃降则心肺亦降，故金火不滞，以中气善运也。"

膏方中六君子汤和玉屏风散结合以应培土生金之意。六君子汤健脾益气，玉屏风散益气固表，加强健脾培土的功效。方中重用白术燥湿化痰，陈皮调理气机以消痞，又降逆胃气、燥湿化痰，使得"气顺而痰消"。黄芪、五指毛桃、党参补气、健脾、养肺。《古今名医方论》云："防风遍行周身，称治风之仙药，上清头面七窍，内除骨节疼痹、四肢挛急，为风药中之润剂，治风独取此味，任重功专矣。然卫气者，所以温分肉而充皮肤，肥腠理而司开阖。唯黄芪能补三焦而实卫，为玄府御风之关键，且无汗能发，有汗能止，功同桂枝，故又能治头目风热、大风癞疾、肠风下血、妇人子脏风，是补剂中之风药也。所以防风得黄芪，其功愈大耳。白术健脾胃，温分肉，培土即以宁风也。夫以防风之善驱风，得黄芪以固表，则外有所卫，得白术以固里，则内有所据，风邪去而不复来，当倚如屏，珍如玉也。"玉屏风散能固护卫表，抵御外邪袭表，预防肺胀急性发作。

　　膏方中滋腻之品较多，佐以保和丸以消食和胃，避免膏方滋腻困阻脾胃。山楂酸甘消食，莱菔子辛甘下气、消除胀满，与膏方中陈皮、法半夏相配，消食导滞。法半夏，苦入胃，降逆和胃，辛燥入脾，散结消痞。同时配伍鸡内金、炒麦芽消食开胃，防膏方滋腻。紫苏子行气、白芥子化痰和莱菔子消食组成三子养亲汤，降气化痰消食。全方体现培土生金之法，佐以燥湿化痰、降逆止咳的海蛤壳、海浮石，鹿角胶、龟甲胶阴阳双调，患者服之效果显著。

（常少琼　整理）

梁某，男，27 岁，个体商户。2021 年 8 月 1 日初诊。

【主诉】 反复发作咽痛、咽部异物感 1 年。

【现病史】 患者近 1 年晨起反复发作咳嗽、咽痒，咽部异物感，感觉有痰但无法咳出，食辛辣之品很容易出现咽痛、口腔溃疡，平时容易感冒，晨起鼻塞、打喷嚏，疲劳乏力，汗多。饮食尚可，睡眠佳，平时较晚睡，二便正常。

【望诊】 形体偏胖，乏力，舌红，苔薄黄。

【切诊】 脉细数。

【既往史】 否认既往病史。

【辅助检查】 咽喉镜检查提示慢性咽炎；空腹血糖 5.86 mmol/L。

【诊断】

中医诊断：喉痹（肺肾阴虚）。

西医诊断：慢性咽炎。

【证候分析】 中医认为慢性咽炎属于喉痹范畴，病位在喉部。喉为肺系，肾脉挟咽系舌本，其根源是脏腑气血阴阳失衡、肾阴亏虚，津液失调，以致咽喉失去濡养、气血痰浊郁滞，从而导致咽干、咽痒、咽部异物感、吞咽不下等症状。肺肾阴虚，阴液暗耗，水不制火，虚火上炎而易发口腔溃疡，舌红，苔薄黄，脉细数。

【首诊处方】

生地黄 15 g	熟地黄 15 g	玄参 15 g	麦冬 10 g
桔梗 10 g	浙贝母 10 g	白芍 10 g	木蝴蝶 10 g
制竹蜂 3 g	枇杷叶 15 g	柠果核 15 g	炒僵蚕 10 g
甘草 6 g			

共 7 剂，水煎服，每日 1 剂，早晚 2 次分服，每次 250 ～ 300 mL 于餐后 1 小时服用。嘱 1 周后复诊。

首诊处方以养阴清肺汤和百合固金汤加减，方中以生地黄、熟地黄为君，滋阴补肾。以麦冬、浙贝母为臣，润肺养阴，化痰止咳；佐以玄参滋阴凉血清虚火，白芍敛阴泻热，桔梗宣肺利气、化痰止咳，木蝴蝶、枇杷叶、制竹蜂清热化痰，行气消肿，炒僵蚕化痰散结；以甘草调和诸药，且与桔梗合用，更利咽喉。杧果核健脾行气、化痰止咳，现代研究表明，其具有抗炎、免疫调节等作用。

【二诊】2021 年 8 月 8 日复诊。患者咽痛、口腔溃疡好转，但晨起仍有咽干、咽痒、异物感，目前易疲劳，汗出多，大汗淋漓。胃纳可，睡眠佳，二便调。舌淡红，苔薄，脉濡细。建议患者使用膏方调理，适宜扶正补虚，且方便久服。

【二诊处方】

党参 15 g	玄参 15 g	桔梗 10 g	浙贝母 10 g
木蝴蝶 10 g	枇杷叶 15 g	杧果核 15 g	厚朴 10 g
紫苏叶 10 g	茯苓 15 g	法半夏 10 g	甘草 6 g

共 14 剂，水煎服。

在首诊处方的基础上进行加减，主要增加半夏厚朴汤，法半夏为化痰之药，燥湿化痰，温中止呕，祛痰止咳；厚朴为理气之药，行气消积，燥湿除满，降逆平喘；茯苓燥湿健脾，治疗生痰之源，使痰无处生；紫苏叶亦为理气之药，帮助厚朴开郁，消除因痰气交阻引起的肿块。此方共奏燥湿行气，降逆化痰之功。

【膏方处方】

生地黄 120 g	熟地黄 100 g	麦冬 100 g	百合 100 g
当归 80 g	甘草 60 g	玄参 120 g	桔梗 100 g
党参 100 g	黄芪 100 g	丹参 100 g	酸枣仁 100 g
茯神 100 g	木蝴蝶 100 g	炒僵蚕 80 g	山茱萸 80 g
山药 100 g	牡丹皮 100 g	泽泻 100 g	茯苓 100 g
防风 100 g	石斛 100 g	法半夏 100 g	厚朴 100 g
黄芩 100 g	枳实 80 g	枇杷叶 100 g	紫苏叶 80 g

茵陈 100 g	白术 100 g	杧果核 100 g	女贞子 100 g
墨旱莲 100 g	牛膝 80 g	杜仲 80 g	薏苡仁 80 g
知母 100 g	黄柏 60 g	黄精 120 g	

另加：龟甲胶 100 g，阿胶 30 g，黄酒 30 mL，元贞糖 80 g。

嘱患者第一周先服中药，水煎服，每日 1 剂，早晚两次于餐后 1 小时温服；第二、三周开始，每日上午服膏方，每次 1 小勺（约 20 g），用开水冲服，下午服中药，1 剂中药分 2 日服用；从第四周开始，只上午服膏方。

【随访】2021 年 10 月 10 日电话随访，患者自诉服药后慢性咽炎的不适症状明显改善，发作次数明显减少。有时因饮食辛辣或烧烤之品，出现咽痛、口腔溃疡的症状，自服首诊处方三四日的用量，症状得以缓解。

【按语】喉痹是指以咽部红肿疼痛，或干燥、异物感，或咽痒不适，吞咽不利等为主要临床表现的疾病。"喉痹"一词，最早见于《内经》，如《素问·阴阳别论》中的"一阴一阳结，谓之喉痹"，其含义较为广泛，包含了以咽喉部红肿疼痛为特点的多种咽喉部急性、慢性炎症。现代中医对喉痹的概念逐渐统一，专指急、慢性咽炎。中医认为慢性咽炎属于喉痹范畴，病位在喉部，喉为肺系，肾脉挟咽系舌本，其根源是脏腑气血阴阳失衡、虚火上扰。该病往往与情绪、饮酒、气候干燥、过食辛辣等因素有关，肾阴亏虚，津液失调，以致咽喉失去濡养，气血痰浊郁滞，从而导致咽干、咽痒、咽部异物感、吞咽不下等症状。肺肾阴虚，阴液暗耗，水不制火，虚火上炎而易发口腔溃疡，舌红，苔薄黄，脉细数。总的治疗方法以养阴清肺，滋阴降火为主。

膏方处方以养阴润肺、滋阴降火、燥湿行气、降逆化痰为主，组方以养阴润肺汤、百合固金汤、半夏厚朴汤、知柏地黄丸加减。《重楼玉钥》说"经治之法，不外肺肾，总要养阴清肺，兼辛凉而散为主"，养阴润肺汤和百合固金汤加减，养阴润肺，化痰止咳。肾为主水之脏，肺为水之上源，肺的宣发肃降和通调水道有赖于肾的蒸腾气化，以知柏地黄丸滋肾阴，降虚火。加法半夏、厚朴、茯苓、紫苏叶，组成半夏厚朴汤，根据国医大师邓铁涛五脏相关学说，从肺脾肾着手，"脾为生痰之源，肺为贮痰之器"，当肺病日久，也可影响到脾，导致脾气虚。白术、防风、黄芪组成玉屏风散，可益气固表，祛邪止汗。党参、黄芪、丹参三药联用，益气活血，使补而不滞。女贞子、墨旱莲滋肝肾之阴，牛膝、杜仲补肾强筋骨。茵陈最善清热利湿，龟甲胶、阿胶滋补阴血。患者空腹血糖为临界高值，予元贞糖收膏。

（刘炜丽　整理）

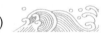

黄某，男，66 岁，退休人员。2018 年 2 月 6 日初诊。

【主诉】反复咽喉不适 10 年余。

【现病史】患者吸烟 30 年余，平素烟瘾颇重，每日 1 包。曾被诊断为慢性咽炎并接受中西医治疗（具体不详），服药时咽喉不适感有所缓解，停药后反复。现症见：咽干咽痒，咽喉异物感，时有咳嗽咳痰，痰量少、难咳；饮水少时或进食辛辣刺激食物后常见咽喉灼热感，口干、无口苦，无鼻塞流涕，无嗳气反酸，无恶心呕吐；偶有腰酸，纳可，眠浅，夜间时有五心烦热；大便偏干、质硬，小便调。

【望诊】形体瘦削，面色潮红，舌红少苔。

【切诊】脉细数。

【既往史】吸烟 30 年余，每日 1 包。饮酒 20 余年，每日半斤，未戒酒。否认高血压、糖尿病病史。

【辅助检查】自诉喉镜检查未见明显异常。

【诊断】

　　中医诊断：喉痹（肺肾阴虚）。

　　西医诊断：慢性咽炎。

【证候分析】患者长期吸烟、饮酒，烟酒之热毒侵袭肺、脾，肺胃热盛，邪热上犯咽喉，故见咽喉不适；肺胃之热煎灼水液为痰，阻滞经络气机，见咽干、咽喉异物感、有痰。患者年老肾气不足，长期烟酒，热毒累及五脏，损耗肾阴津液，见口干、腰酸；阴虚化火，津液亏损不能润养大肠，故大便干硬。形体瘦削，面色潮红，舌红少苔，脉细数，均为肺肾阴虚之象。

【首诊处方】

熟地黄 15 g	生地黄 15 g	当归 10 g	白芍 10 g
甘草 6 g	桔梗 10 g	玄参 10 g	浙贝母 10 g
麦冬 10 g	百合 10 g		

共 14 剂，每日 1 剂，每日 2 次，水煎服，可翻煮，饭后服用。

首诊百合固金汤滋养肺肾之阴，兼以清热化痰止咳，标本兼治。

【膏方处方】

生地黄 100 g	熟地黄 120 g	麦冬 150 g	百合 100 g
当归 100 g	甘草 60 g	玄参 100 g	桔梗 100 g
西洋参 150 g	黄芪 100 g	丹参 100 g	酸枣仁 100 g
茯神 100 g	木蝴蝶 100 g	炒僵蚕 60 g	山茱萸 80 g
山药 80 g	牡丹皮 80 g	泽泻 80 g	茯苓 80 g
天冬 100 g	干石斛 100 g	黄芩 80 g	枳实 60 g
枇杷叶 100 g	茵陈 80 g	毛冬青 150 g	杜果核 120 g
桑寄生 80 g	女贞子 100 g	墨旱莲 100 g	薏苡仁 80 g
白术 80 g			

另加：龟甲胶 100 g，阿胶 80 g，黄酒 80 mL，冰糖 300 g。

先服用开路方 7 日后，无不适则开始服用膏方。膏方用开水冲服，每日 1 次，每次约 20 g，早餐后 1 小时左右服用。慎起居，畅情志，调饮食，忌辛辣，戒烟戒酒，适当饮水，适当锻炼，增强免疫力。

【二诊】2018 年 3 月 20 日复诊，患者诉服药后咳嗽、咳痰较前好转，偶见咽痒不适，口干，纳可，眠可，小便可。自述早期服用膏方期间偶有大便烂，无腹痛腹泻。患者已遵医嘱烟酒较前稍有减少，现吸烟 2～3 日 1 包，偶有饮酒。舌红，苔薄白，脉沉细。

【二诊处方】

熟地黄 15 g	生地黄 15 g	当归 10 g	白芍 10 g
甘草 6 g	桔梗 10 g	玄参 10 g	浙贝母 10 g
麦冬 10 g	百合 10 g	党参 15 g	茯苓 15 g
白术 10 g			

共 7 剂，每日 1 剂，每日 2 次，水煎服，可翻煮，饭后 1 小时服用。

根据五脏相关理论，患者除了肺肾阴虚之证，同时累及脾胃，脾胃运化水湿功能失调，脾虚湿蕴，故处方以百合固金汤合参苓白术散加减，滋养肺肾，健脾益气。

【膏方处方】

生地黄 100 g	熟地黄 100 g	麦冬 100 g	百合 100 g
当归 80 g	甘草 60 g	玄参 100 g	桔梗 80 g
党参 150 g	黄芪 100 g	茯苓 150 g	白术 150 g
山药 100 g	薏苡仁 80 g	白扁豆 80 g	丹参 100 g
酸枣仁 80 g	木蝴蝶 100 g	炒僵蚕 60 g	山茱萸 100 g
牡丹皮 60 g	泽泻 60 g	天冬 100 g	干石斛 100 g
黄芩 80 g	枳实 60 g	枇杷叶 80 g	茵陈 80 g
毛冬青 150 g	杧果核 120 g	桑寄生 100 g	女贞子 100 g
墨旱莲 100 g			

另加：龟甲胶 100 g，阿胶 80 g（烊化），黄酒 80 mL，冰糖 300 g。

先服用中药方 7 日后，再服用膏方。膏方用开水冲服，每日 1 次，每次约 20 g，早餐后 1 小时左右服用。

【三诊】 2018 年 5 月 15 日复诊，患者诉服药后咽喉不适感已经明显缓解，偶有咽痒，无咳嗽、咳痰，自觉精神、抵抗力较前明显改善。舌淡红，苔薄白，脉沉。效不更方，继续予原膏方连服 1 个月，巩固疗效。嘱咐事项同前。日常可常饮陈皮茶以健脾理气。

【按语】《诸病源候论》云："喉咽者，脾胃之候，气所上下。脾胃有热，热气上冲，则喉咽肿痛。"脾胃的积热上炎咽喉则引起咽喉肿痛。病程日久，胃热下传大肠，灼伤阴液，累及肾脏，虚火上炎引起喉痹。

肺为肾之母，肺虚及肾，本例患者年老体虚，先天之本肾气渐弱，加之吸烟日久，热毒伤及肺阴。嗜酒使得胃肠有热，日久则肺肾阴虚，津液不足以养咽喉，胃肠之火上炎，伤及咽喉，故见咽喉不适、夜间烦热；肺与大肠相表里，肾阴亏虚，阴津耗损不能濡养大肠，故见大便干硬。患者舌脉也反映肺肾阴虚之征象。

膏方中以百合固金汤为主方补益肺肾之阴，参苓白术散健脾益气为臣辅。本病为子母同病，肺乃肾之母。百合固金汤中百合滋阴清热、润肺止咳，生地黄、熟地黄滋肾养阴以壮肾水。《景岳全书》云："凡阴火逆冲于上，多为喉痹……若因酒色过度，以致真阴亏损者，此肾中之虚火证也，非壮水不可。""壮水之主，以制阳光。"麦冬甘寒清热滋阴，玄参清虚火，利咽喉。当归可以治疗咳逆上气，桔梗宣肺化痰并载药上行。根据邓铁涛培土生金之思路，陈瑞芳在膏方中配伍参苓白术散加减，健脾益肺。党参、黄芪补益肺脾之气，白术燥湿止泻，茯苓健脾助运，四药合用，既能补肺脾之气、健运脾胃，又能除湿祛邪。白扁豆、薏苡仁健脾化湿，助中焦脾胃运化。膏方中还用六味地黄丸滋阴养肾，补益肾水以滋养肺之阴液。方中熟地黄滋阴补肾，山茱萸补益肝肾，山药补益脾阴，三药配合，同调肝脾肾之阴，起到"壮水"之效。泽泻利湿泄浊，防熟地黄之滋腻；牡丹皮清泻相火，制山茱萸之温涩，茯苓健脾祛湿防山药之腻。膏方中佐以木蝴蝶、百合、枇杷叶等以清肺利咽，桑寄生补益肝肾，黄芩清上焦湿热，通利咽喉。全方肺、脾、肾三脏同治，以期达效。

（常少琼　整理）

张某，男，33岁。2013年12月8日初诊。

【**主诉**】无特殊，要求体质调理。

【**现病史**】患者当天到医院进行健康体检，同时做了体质辨识，辨识结果属于气虚质。患者是某企业高管，平时工作繁忙，近一年月来自觉容易疲乏，少气懒言，汗出，特别是工作压力大时汗出如雨，气短，容易感冒，一年感冒至少有4～5次，近1年来记忆力明显下降，偶见腹胀，嗳气。适逢冬天，患者专程前来治未病科要求膏方调理。

【**望诊**】舌质淡红，苔薄白腻。

【**切诊**】脉弦细。

【**辅助检查**】体检结果未见异常。体质辨识为气虚质。

【**诊断**】

中医诊断：虚人感冒（气虚质）。

西医诊断：易感冒人群。

【**证候分析**】患者无明显不适，体检各项指标未见异常，但平素易感疲惫、少气懒言、汗出较多，都提示气虚。另外，患者气短容易感冒，当属虚人易感，体质辨识应为气虚质。

【**首诊处方**】

党参15 g	法半夏10 g	黄芩10 g	黄连5 g
大枣15 g	炙甘草10 g	浮小麦30 g	黄芪15 g
防风10 g	白术15 g		

【**膏方处方**】

党参150 g	白术150 g	云苓150 g	炙甘草80 g
黄芪100 g	防风100 g	浮小麦180 g	糯稻根180 g
法半夏100 g	黄芩100 g	黄连50 g	泽泻100 g

大枣 150 g	郁金 100 g	合欢皮 150 g	柴胡 100 g
白芍 150 g	枳实 100 g	黄精 150 g	枸杞子 150 g
生地黄 100 g	麦冬 100 g	百合 100 g	神曲 150 g
山茱萸 100 g	丹参 100 g	菟丝子 100 g	熟地黄 100 g
山药 100 g	牡丹皮 100 g	仙鹤草 300 g	五指毛桃 300 g

另加：生晒参 100 g，龟甲胶 80 g，阿胶 80 g，黄酒 80 mL，饴糖 150 g。

先服用开路方 1 周，每次 2 次，每日 200 mL。第二周开始服用膏方，开始每日 1 次，每次 1 小勺（约 20 g），早上空腹温开水冲服，服膏方第二周可改为每日 2 次，早晚各 1 次。

【二诊】2013 年 2 月 1 日复诊，患者诉疲乏及汗出明显减轻，近 2 个月来未再感冒，体力改善明显，要求继续膏方调理。

【膏方处方】

党参 150 g	白术 150 g	云茯苓 150 g	炙甘草 80 g
白扁豆 100 g	黄芪 100 g	防风 100 g	浮小麦 180 g
法半夏 100 g	黄芩 100 g	黄连 50 g	大枣 150 g
郁金 100 g	合欢皮 100 g	柴胡 100 g	白芍 150 g
枳实 100 g	菟丝子 100 g	黄精 150 g	枸杞子 150 g
生地黄 100 g	麦冬 100 g	百合 100 g	神曲 150 g
山茱萸 100 g	丹参 100 g	熟地黄 100 g	山药 100 g
牡丹皮 100 g	泽泻 100 g	仙鹤草 300 g	鸡矢藤 100 g
马齿苋 100 g	茵陈 100 g	五指毛桃 300 g	

另加：西洋参 100 g，龟甲胶 80 g，阿胶 60 g，黄酒 60 mL，饴糖 150 g。

每日 1 次，早上空腹服用，每次 1 小勺（约 20 g）。

【按语】该患者体检各项指标未发现异常，但自觉疲乏多汗等，体质辨识为气虚质，属亚健康人群，冬季应用膏方调理，取得良效。

应用膏方调理体质，首先进行体质辨识，四诊合参，辨证论治，体现中医的整体观，注重阴阳平衡，强调三因制宜，因人、因时、因地而选择不同的方法进行调理。岭南地处亚热带，多湿多热，湿邪最容易犯脾，脾气受伤，运化失常，多容易出现疲倦乏力及腹胀等症，故在膏方应用中，常常先予半夏泻心汤作为开路方，先调畅中焦气机枢纽，为膏方进补打下良好的基础。该患者第一周的开路方7剂中药以半夏泻心汤合玉屏风散为主方。

此外，气虚质调理膏方，不能仅用补气类中药，该患者就诊时间是在冬季，冬季应肾，与肾相通，因此，膏方处方除四君子汤、玉屏风散、半夏泻心汤外，尚加入六味地黄汤及菟丝子、黄精、枸杞子等，既有补益肝肾之意，同时又可加大处方的出膏率。患者平素工作压力较大，在注重调气血的基础上，强调要调畅气机，故在膏方中加入四逆散，使气机得畅，气血生化有源，从而达到阴平阳秘。此外，广东地处岭南，容易滋生湿热，因此在膏方处方中适当加入清热祛湿的中药。该患者二诊时间是2月上旬，开始进入春季，故在膏方处方中加入鸡矢藤、马齿苋、茵陈等岭南南药清热祛湿。国医大师邓铁涛强调"一方草药治一方病，一方水土养一方人"，每年2～6月，岭南地区湿热外邪更为盛行，膏方处方都可考虑加入该类药物，每获奇效。

（张小可　整理）

王某，女，45岁。2016年10月5日初诊。

【主诉】容易感冒2年，要求体质调理。

【现病史】患者自诉近2年来反复容易感冒，出现鼻塞流涕、打喷嚏，遇冷时加重；恶风，手足不温，咽痛，咳嗽，咳痰，痰少，色白，伴有头项部疼痛；疲乏，少气懒言，汗多，活动后尤甚；纳差，食后腹胀，伴有反酸、嗳气；眠差，多梦，易醒。二便调。

【望诊】舌淡红，苔薄黄。

【切诊】脉浮细。

【既往史】无特殊病史。

【经带胎产史】孕2产2，目前月经尚规则，经量较前减少。

【辅助检查】2016年5月进行常规体检，未发现器质性病变。

【诊断】

中医诊断：虚人感冒（气虚质）。

西医诊断：易感冒人群。

【证候分析】患者反复易感冒、疲乏、少气懒言、汗出较多均提示气虚，气虚不固，腠理疏松，故体虚易感；动辄汗出，气虚推动无力，则纳差、食后腹胀。治法当遵循"虚则补之"的原则。

【首诊处方】

太子参15 g	柴胡10 g	法半夏10 g	黄芩10 g
大枣10 g	丹参10 g	合欢皮15 g	首乌藤30 g
乌药15 g	延胡索10 g	甘草6 g	黄连5 g
白花蛇舌草20 g			

共7剂，水煎内服，每日1剂，每日2次，早晚温服。继服膏方。

【膏方处方】

太子参 300 g	茯苓 100 g	白术 100 g	黄芪 100 g
防风 80 g	柴胡 100 g	黄芩 100 g	法半夏 100 g
大枣 180 g	桑叶 100 g	紫苏叶 100 g	菊花 100 g
桔梗 100 g	苦杏仁 100 g	连翘 80 g	木蝴蝶 100 g
芦根 100 g	玄参 100 g	广藿香 100 g	白芷 100 g
陈皮 50 g	神曲 150 g	麦芽 80 g	大腹皮 100 g
布渣叶 100 g	葛根 300 g	生地黄 100 g	女贞子 100 g
墨旱莲 100 g	麦冬 100 g	黄精 100 g	枸杞子 100 g
黄连 50 g			

另加：西洋参 100 g，灵芝 150 g，饴糖 300 g。

嘱每日早晨空腹服 1 次，每次 1 小勺（约 20 g），温开水冲服。

【二诊】2016 年 11 月 28 日复诊，开路方及膏方服完后，患者诉 1 个多月来未再感冒，倦怠乏力好转。偶有反酸、嗳气，口气重，口干口苦。易醒，醒后难入睡。舌淡红，苔薄白，脉弦细。

守原方，原用太子参改为党参 150 g，加煅龙骨 300 g，煅牡蛎 300 g。

【膏方处方】

党参 150 g	茯苓 100 g	白术 100 g	黄芪 100 g
防风 80 g	柴胡 100 g	黄芩 100 g	法半夏 100 g
大枣 180 g	桑叶 100 g	紫苏叶 100 g	菊花 100 g
桔梗 100 g	苦杏仁 100 g	连翘 80 g	木蝴蝶 100 g
芦根 100 g	玄参 100 g	广藿香 100 g	白芷 100 g
陈皮 50 g	神曲 150 g	麦芽 80 g	大腹皮 100 g
布渣叶 100 g	葛根 300 g	生地黄 100 g	女贞子 100 g
墨旱莲 100 g	麦冬 100 g	酒黄精 100 g	枸杞子 100 g
煅龙骨 300 g	煅牡蛎 300 g	黄连 50 g	

另加：西洋参 100 g，灵芝 150 g，饴糖 300 g。

【随访】2017 年 2 月 28 日电话随访，患者诉未再感冒，睡眠较好，诸症明显改善，续原膏方一料巩固调理。

【按语】感冒是因外感六淫之邪和时行疫毒，侵袭人体，客于肺卫，而引起的呼吸道传染性疾病，临床上以鼻塞、流涕、打喷嚏、恶风寒、发热、咳嗽、咽喉痒痛、头痛、周身酸楚、脉浮等为主症。《灵枢》载"风雨寒热，不得虚，邪不能独伤人"。

本例辨病属于虚体感冒，辨证为气虚证。患者素体脾肺虚弱，肺卫不固体表，风寒邪气侵袭而发为本病。肺为华盖，开窍于鼻，外合皮毛，肺气虚弱，外邪袭肺，则见鼻塞、流涕；肺失宣降，则见咳嗽、咳痰；风寒之邪袭表，表阳被伤，故见恶风、手足不温；卫外不固，营阴外泄，故见汗多；风寒邪气侵袭太阳经，导致太阳经气不利，故头项部疼痛；加上患者脾胃虚弱，运化失司，中焦气机升降失调，故见纳差、腹胀、反酸等；"胃不和则卧不安"，故见眠差、易醒。

脾胃是气机升降的枢纽，中焦气机通畅，方可进补，故在运用膏方前，应先予调畅中焦气机的方药。陈瑞芳常以半夏泻心汤加减作为开路方来预先调理脾胃，岭南地区偏湿热，常去温燥之干姜。半夏泻心汤在《伤寒论》中治疗"心下痞"，具有辛开苦降、寒热平调的作用。开路方中法半夏、黄芩、黄连三药寒温并用，辛开苦降；党参、大枣、甘草健脾和中；合欢皮、首乌藤、丹参养血安神；乌药、延胡索行气止痛；白花蛇舌草清热解毒；海螵蛸制酸止痛。全方具有升降、寒温、补泻结合的特点。而扶正防感膏方由玉屏风散、桑菊饮、藿香正气散、小柴胡汤、增液汤、二至丸为主方加减组成。玉屏风散中黄芪益气固表止汗，白术健脾益气止汗，防风走表而散风邪，常用来作为虚人外感的基础方；桑菊饮去甘草、薄荷，加木蝴蝶，用于宣肺疏风、清热利咽，加强预防流感的作用；藿香正气散去厚朴、生姜，加葛根，用于化湿和胃、生津，岭南地区气候多湿热，湿热易阻滞脾胃，影响运化，故以此方清湿热、化浊秽、生津液；小柴胡汤为和解剂，取其和解透表的作用，调和腠理而阴阳和，透达内外来预防外感；选用生地黄、麦冬，一则滋阴之品为收膏之佳品，二则可制约膏方中其他温燥之药；二至丸加枸杞子、黄精补肾益精，也防膏方中他药温燥之性；膏方多为滋腻碍脾胃，故加麦芽、布渣叶、神曲健胃消食，助运化；最后加饴糖熔化收膏而成。二诊加入煅龙骨、煅牡蛎加强安神助眠之功；患者诸症改善。

（晏显妮　整理）

黄某，男，50 岁，私企老板。2020 年 12 月 28 日初诊。

【主诉】腹胀伴身体困重 1 年余。

【现病史】患者近 1 年来出现腹部胀满，身体困重，食少纳呆，偶有胸闷气短，自觉疲倦乏力，体检查总胆固醇酯 6.52 mmol/L、甘油三酯 5.36 mmol/L、低密度脂蛋白 5.32 mmol/L。患者为求中医药调理，于我院门诊就诊。现症见：患者形体肥胖，时有脘腹胀满感，偶有恶心欲呕，胃纳欠佳，面部皮肤油脂较多，多汗且黏，胸闷痰多，身体困重，倦怠乏力，双腿酸沉无力，大便溏稀不成形、每日 3～4 次。失眠多梦，入睡困难。

【望诊】形体肥胖，舌质红，苔黄厚腻。

【闻诊】言语清晰，无呃逆嗳气，无异常特殊气味。

【切诊】腹部未触及异常症瘕积聚，脉濡。

【既往史】吸烟饮酒史 30 余年，自述无高血压病史，就诊时血压为140/90 mmHg。

【辅助检查】总胆固醇酯 6.52 mmol/ L、甘油三酯 5.36 mmol/L、低密度脂蛋白 5.32 mmol/L。

【诊断】

中医诊断：湿阻（痰浊中阻）。

西医诊断：高脂血症。

【证候分析】患者嗜食辛辣刺激油腻食物，嗜烟酒，湿热内生，从而导致脾胃运化功能失调；痰湿壅阻、清阳不升、浊阴不降，故出现头身困重、脘腹胀满、恶心、纳差、胸闷痰多、脘痞腹胀、食后易犯困、面部皮肤油脂较多，多汗且黏；患者应酬较多，劳伤心脾，故常感身重乏力、心烦失眠。

【首诊处方】

法半夏 10 g	竹茹 10 g	枳壳 10 g	茯苓 15 g
陈皮 6 g	黄芩 10 g	黄连 5 g	党参 15 g
大枣 10 g	炙甘草 6 g	生姜 10 g	

共14剂，每日1剂，水煎至200 mL，饭后温服。

【二诊】2021年2月10日复诊，患者诉身体困重感较前减轻，食欲增加，睡眠较前改善，偶有腹胀，大便成形、每日1行，无恶心呕吐，出汗较前减少。总胆固醇酯4.52 mmol/L、甘油三酯4.64 mmol/L、低密度脂蛋白3.32 mmol/L。患者因熬药不方便，要求服用膏方治疗。舌质红，苔薄黄，脉弦滑。

【膏方处方】

生晒参100 g	法半夏80 g	竹茹100 g	枳壳80 g
陈皮80 g	黄芩100 g	黄连50 g	茯苓150 g
白术100 g	薏苡仁200 g	山药200 g	泽泻120 g
苍术120 g	枳壳120 g	厚朴80 g	佩兰100 g
木香50 g	砂仁50 g	石菖蒲100 g	蒲公英80 g
紫苏梗100 g	荷叶120 g	丹参100 g	玉米须150 g
山楂100 g	绞股蓝150 g	红曲100 g	粉萆薢100 g
黄精100 g	藿香100 g	甘草50 g	大枣100 g

另加：阿胶100 g，黄酒100 mL，饴糖150 g，蜂蜜100 g。

嘱患者每日上、下午各服膏方1次，每次1小勺（约20 g），开水冲服。并嘱咐患者膏方服用完后可用绞股蓝、玉米须、荷叶、山楂各5 g泡水代茶饮，每日1杯。

【按语】患者长期饮食不节，过食肥甘厚腻，脾胃运化升降失滞，痰湿中阻而产生，可归为中医湿阻范畴，证型属痰浊中阻。脾为湿土之脏，胃为水谷之海，岭南地区属于湿热偏盛之地，脾胃运化功能受湿热气候影响而呆滞。因湿热体质难于纠正，主要表现为形体偏胖；症见身重困倦、面垢油光，故取健脾和胃、清热化湿祛浊之法，遵循吴鞠通"徒清热则湿不退，徒祛湿则热愈炽"的原则，治宜分解湿热，使湿去热孤，制作了功善宣上、畅中、淡渗以分解湿热的膏方。

膏方以温胆汤为主方加减，法半夏、茯苓健脾燥湿化痰；竹茹、枳壳、陈皮理气化痰，利胆和胃，通利阳明，驱无形之邪，导之从小便下达；白术甘苦入脾，与甘草一甘一苦，以补脾之体。山药、薏苡仁、泽泻针对脾虚湿盛、水谷精微不能正常输布产生浊邪，予以健脾、利水渗湿。患者日久湿浊内停，痰瘀互结，故予以粉萆薢利湿祛浊，红曲化湿祛浊，丹参、荷叶活血化瘀。脾胃气机不舒，时有胀满，予以枳壳、砂仁、木香、紫苏梗宽胸理气开胃，陈皮健脾燥湿理气，山楂化浊降脂、健脾开胃、消食化滞。黄精脾、肺、肾俱补，而以健脾为长；苍术燥湿健脾，国医大师颜德馨认为该药是"运脾"最有效的中药；荷叶、泽泻在健脾化湿同时，能升清降浊，有效缓解头昏不清的症状。现代药理研究显示，黄精中含有的有效成分黄精多糖可显著降低血脂，而荷叶中的荷叶生物总碱具有明显的减肥及调节血脂作用，同时，泽泻还具有抗脂肪肝的功效。绞股蓝具有健脾化痰，清热解毒的功效。现代药理研究表明，绞股蓝具有一定降血脂、降血压、降血糖、抗动脉粥样硬化、抗癌、提高免疫力、消除疲劳、延缓衰老的作用，可冲泡后代茶饮。全方共奏清热利湿、健脾化浊、理气祛痰之功。

（晏显妮　整理）

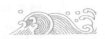

梁某，女，69 岁，农民。2019 年 11 月 6 日初诊。

【**主诉**】头晕反复发作 1 年余，加重 2 周。

【**现病史**】患者自诉平素自测血压偏高，但未诊断高血压病。近 1 年来反复头晕，近 2 周加重，发作时无天旋地转，无恶心欲吐。伴腰酸、怕冷、下肢麻木。平素偶有耳鸣，记忆力衰退，健忘，两目干涩。近 2 周眠差，梦多，咽干口燥。

【**望诊**】舌红苔少，中有裂痕。

【**切诊**】脉细。

【**既往史**】否认糖尿病病史。

【**辅助检查**】经颅多普勒显示大脑中动脉缺氧。彩超显示双下肢动脉粥样硬化。心电图未见异常。

【**诊断**】

中医诊断：眩晕（肝肾阴虚）。

西医诊断：脑缺血，动脉粥样硬化。

【**证候分析**】该患者属于眩晕肝肾阴虚证。患者 69 岁，头晕反复发作是由肝肾阴液亏虚、阴不制阳，虚热内扰所致。患者腰酸、耳鸣、健忘、口燥咽干乃肾精亏虚、肾阴不足之象；肾阴亏虚、水不涵木，则两目干涩、上肢麻木。

【**首诊处方**】

西洋参 15 g	黄芪 10 g	丹参 10 g	葛根 30 g
杜仲 10 g	牛膝 10 g	麦冬 15 g	天冬 10 g
桑寄生 10 g	车前子 10 g	珍珠母 30 g（先煎）	

共 14 剂，每日 1 剂，水煎服、每日 2 次，于餐后 2 小时服用。

嘱咐患者用药期间忌食寒凉、辛辣刺激食物。

首诊处方以西洋参、黄芪、丹参益气活血，珍珠母平肝潜阳、重镇安神，葛根解肌生津，麦冬、天冬养阴润肺、益胃生津，杜仲、牛膝、桑寄生补肝肾、强筋骨、行津液、利关节，一阴一阳，相互为用。

【二诊】2019 年 11 月 23 日复诊，患者经服用 14 剂中药后头晕症状和睡眠改善明显。上肢麻木、双目干涩等较前好转，仍有腰膝酸软、耳鸣等症状。舌红苔薄白、中有裂痕，患者要求以膏方继续调养。

【膏方处方】

西洋参 250 g	黄芪 100 g	丹参 100 g	石决明 300 g
天麻 100 g	钩藤 100 g	麦冬 120 g	天冬 100 g
山茱萸 120 g	山药 100 g	熟地黄 120 g	枸杞子 150 g
菟丝子 100 g	泽泻 100 g	茯苓 120 g	牡丹皮 100 g
杜仲 100 g	牛膝 100 g	知母 100 g	黄柏 80 g
首乌藤 150 g	酸枣仁 100 g	川芎 100 g	黄芩 100 g
柴胡 100 g	法半夏 100 g	陈皮 50 g	炙甘草 80 g
当归尾 100 g	益母草 150 g	珍珠母 200 g	玉竹 100 g

另加：阿胶 100 g，龟板胶 100 g，黄酒 100 mL，饴糖 150 g。

【按语】本例患者因头晕反复发作 1 年余加重 2 周而就诊。"诸风掉眩，皆属于肝"，眩晕与肝脏关系密切。肝藏血，主疏泄，开窍于目，肝阴不足，目失滋养，故两目干涩，视力减退。肝肾同源，肝肾阴虚，脑髓失充，头目失养，故头晕目眩，耳鸣健忘。腰为肾府，肾主骨生髓，肾阴不足，髓减骨弱，故腰酸。阴虚内热，故口干舌燥；虚热内扰，故眠不安，多梦。舌红少苔裂痕，脉细均为阴虚之象。辨证肝肾阴虚。

患者年老久病多虚，非一针一药能奏效，故用膏方辨证调养，能得事半功倍之效。膏方以左归丸和知柏地黄丸为基础方进行加减。方中西洋参、黄芪、丹参是国医大师孙光荣的常用角药，有益气活血、扶正祛邪的作用；熟地黄、山药、山茱萸滋补肝肾之阴；枸杞子、菟丝子补益肝肾，生精补髓；天麻、钩藤平肝潜阳，祛风通络；牛膝、杜仲引药下行，强肾益精；天冬、麦冬、龟板胶滋阴降火潜阳；知母、黄柏滋阴清热；首乌藤、酸枣仁交通心肾、养心安神；为防子盗母气，加入玉竹滋养肺肾；全方阴药较多，药味滋腻而易困脾助湿、生湿，故配伍半夏泻心汤健脾祛湿，辛开苦降，在补益药的基础上，再配伍理气的陈皮，活血通经的益母草、当归尾等，使全方补而不滞。

（李凤霞　整理）

49 冠状动脉粥样硬化性心脏病（胸痹——痰阻血瘀）

黄某，男，43 岁，销售人员。2020 年 11 月 27 日初诊。

【主诉】反复胸闷痛 1 年余，加重 2 个月。

【现病史】患者于 1 年前于劳累后出现胸闷痛，呈压榨样，位置在胸骨中下段，范围约巴掌大，持续数分钟，休息后可缓解，未系统诊治。近 2 个月，患者胸闷痛症状发作频率较前频繁，休息后缓解不明显。2020 年 8 月被诊断为冠状动脉双支病变，累及前降支、右旋支。经与家属商量后行右旋支支架置入术，术后予口服阿司匹林肠溶片、硫酸氢氯吡格雷片抗血小板聚集，阿托伐他汀钙片降脂稳斑，琥珀酸美托洛尔改善心肌代谢。经治疗好转。出院后患者偶有胸闷、气短乏力、身体困重，为进一步诊治，于门诊就诊。现症见：患者神志清，精神可，偶有胸闷、气短、心悸，常伴有脘痞腹胀、纳呆、头目不清、健忘、肢体沉重、口黏、痰多、大便溏稀。

【望诊】形体肥胖，舌紫暗，舌下络脉迂曲，苔白厚腻，舌边有齿痕。

【闻诊】言语清晰，无呃逆嗳气，未闻及异常特殊气味。

【切诊】脉弦涩。

【既往史】既往高血压病史 2 年，最高血压达 153/95 mmHg，规律服用氨氯地平片降压，目前血压控制在 120/82 mmHg。高脂血症病史，目前规律服用阿托伐他汀钙片。

【辅助检查】2020 年 8 月查心电图示窦性心动过缓、P 波过宽、异常 Q 波（Ⅲ）ST-T 波改变（V1，V2，V3，V4，V5 导联）。总胆固醇 5.87 mmol/L，低密度脂蛋白胆固醇 3.68 mmol/L，空腹血糖 5.68 mmol/L。心脏彩超示：主动脉硬化、左房增大、主动脉瓣关闭不全（轻微）、二尖瓣关闭不全（轻度）、三尖瓣关闭不全（轻度）、左室收缩功能正常。冠脉造影术见：冠状动脉双支病变，累及前降支、右旋支。

【诊断】

中医诊断：胸痹（痰阻血瘀）。

西医诊断：冠状动脉粥样硬化性心脏病。

【证候分析】中年男性患者，平素经常忙于应酬，饮食不节，日久损伤脾胃，运化失职，酿生痰湿，痰浊内停，阻滞气机，气血运行不畅，发为胸痹心痛，故见患者胸闷痛。痰浊阻滞，上蒙清窍，清阳不升，则见头目不清；痰浊阻滞中焦气机，中焦气机不畅，脾胃健运失司，湿邪困遏，则见腹胀，食少纳呆，肢体困重；血滞为瘀，痰瘀互结，阻滞血脉，胸中气机阻滞，不通则痛，胸闷心痛更甚。胸阳被郁，无力推动血液正常运行，可见舌质暗等瘀血之象。舌紫暗，舌下络脉迂曲，苔白厚腻，边有齿痕，脉弦涩为痰阻血瘀之舌脉。

【首诊处方】

瓜蒌皮 15 g	薤白 10 g	法半夏 10 g	陈皮 10 g
茯苓 15 g	枳实 10 g	竹茹 10 g	丹参 15 g
甘草 6 g			

共 14 剂，水煎至 150 mL，饭后温服。

【二诊】 2021 年 1 月 20 日复诊，患者诉胸闷气短症状较前改善，身体困重感较前减轻，偶有心慌心悸，睡眠欠佳，偶有腹胀，无恶心呕吐，舌质暗红，苔白腻，脉弦涩。欲寻求膏方调理。

【膏方处方】

生晒参 100 g	黄芪 100 g	丹参 150 g	瓜蒌皮 150 g
薤白 100 g	法半夏 100 g	茯苓 150 g	山药 100 g
降香 50 g	白术 80 g	黄芩 80 g	黄连 50 g
干姜 50 g	枳实 80 g	竹茹 80 g	陈皮 60 g
桃仁 60 g	红花 30 g	当归 80 g	赤芍 80 g
川芎 80 g	柴胡 100 g	牛膝 100 g	炙甘草 60 g
绞股蓝 100 g	山楂 100 g	玉米须 80 g	荷叶 80 g
大枣 100 g			

另加：黄酒 60 mL，龟板胶 100 g，阿胶 60 g，元贞糖 100 g。

嘱患者每日上午服膏方 1 次，每次 1 小勺（约 20 g），用温水冲服；下午服中药 1 次，1 剂中药分 2 日服用。

【**按语**】本例患者以胸闷痛为主症，西医诊断属冠状动脉粥样硬化性心脏病范畴，中医诊断属胸痹心痛等范畴。患者长期嗜食肥甘、辛辣厚味和烟酒、炙烤之品等，易酿痰湿或蕴结化热，痰浊伏于血脉，久则损伤脾胃，内生湿浊而阻滞气机，使气血壅遏，瘀阻心脉；痰浊、瘀血这些因素均会对冠心病的形成产生直接作用，阻遏心脉，气机失畅，血脉瘀阻，发为胸痹。

中药处方以豁痰化瘀、通脉降浊为基本治疗原则。瓜蒌皮、薤白宽胸散结，法半夏、陈皮燥湿化痰；脾为生痰之源，故以茯苓健脾祛湿；竹茹化湿止呕，丹参活血化瘀。

膏方中瓜蒌皮开散胸中痰结，通行血脉之滞，《本草备要》谓其"能清上焦之火，使痰气下降""又能洗涤胸膈中垢腻郁热"，为治疗胸痹的要药。薤白辛温散结，通阳化痰，亦是治疗胸痹之要药。法半夏与竹茹相伍，一温一凉，化痰和胃止呕之功备；陈皮辛苦温，理气行滞，燥湿化痰；枳实辛苦微寒，降气导滞，消痰除痞。陈皮与枳实相合，而理气化痰之力增，且枳实具有理气豁痰、破气消满的功用，现代药理学研究表明，枳实还可抗凝血，降低甘油三酯和低密度脂蛋白胆固醇等。陈皮、枳实佐以茯苓，健脾渗湿，山药补气健脾，以杜生痰之源；加干姜、大枣调和脾胃。柴胡疏肝解郁，升达清阳，尤善理气行滞，使气行则血行。桃仁破血行滞而润燥；红花活血祛瘀以止痛；丹参活血化瘀，行气止痛。现代药理学研究表明，丹参还可以明显减少再灌注性心肌损伤的发生，调整血流动力学，从而扩张冠状动脉，增强心肌收缩力。降香温通胸阳，赤芍活血化瘀，共开胸中郁结之瘀血。黄芩、黄连辛开苦降、寒热平调，使中焦气机通畅。且于膏方处方中加入玉米须、荷叶、山楂、绞股蓝化浊降脂，助脾健运，有助于肥胖人群降血脂。患者血糖超过 5.6 mmol/L，不用饴糖而改用元贞糖收膏。诸药合用，使痰浊得化，气机调畅，瘀血复行。

（晏显妮　整理）

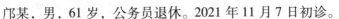

邝某，男，61 岁，公务员退休。2021 年 11 月 7 日初诊。

【**主诉**】反复头晕 10 余年，伴失眠、腰酸半年。

【**现病史**】患者自诉 10 年前无明显诱因出现头晕，无天旋地转，无头痛，无恶心呕吐，偶有耳鸣。近半年头晕、耳鸣加重，双目干涩，口干，偶有口苦，腰膝酸软，健忘多梦，平时胃纳差，大便成形、1～2 日 1 行，夜尿 2 次。多次就诊，目前规律口服苯磺酸氨氯地平片、盐酸贝那普利片和阿托伐他汀钙片。血压收缩压为 130～145 mmHg，舒张压为 80～95 mmHg。患者欲求中药调理来我院就诊。

【**望诊**】面色偏暗，舌暗红，苔薄，舌下静脉曲张。

【**切诊**】脉弦细。

【**既往史**】高血压病史 10 年，慢性胃炎病史。

【**辅助检查**】血压 138/92 mmHg，心率 76 次/分，总胆固醇 5.52 mmol/L，甘油三酯 1.70 mmol/L，低密度脂蛋白 3.86 mmol/L，空腹血糖 5.14 mmol/L。

【**诊断**】

中医诊断：眩晕（肝肾阴虚、瘀血阻窍）。

西医诊断：高血压病。

【**证候分析**】该患者属于典型的肝肾阴虚，本在正虚。年老久病伤肾，导致肾精亏虚，不能生髓，脑为髓之海，髓海不足，上下俱虚，发生眩晕。肾阴亏虚，肝失所养，以致肝阴不足，不能上滋头目，发为眩晕、两目干涩。肾开窍于耳及二阴，肾精不足，不能上荣于耳，故耳鸣；肾虚不能约束膀胱，故小便次数增多。肝肾阴虚，阴不制阳，虚热内扰导致口干口苦，肾虚则心肾不交，故健忘失眠、多梦。肾藏精，主骨生髓，肾精不足，失于滋养，故腰膝酸软。阴液亏虚，兼夹瘀血，故出现标实之症，失眠多梦，两目干涩，口干口苦，面色偏暗，舌暗红，苔薄，舌下静脉曲张，脉细涩。

【首诊处方】

西洋参 15 g	黄芪 10 g	丹参 10 g	茯神 15 g
酸枣仁 10 g	牛膝 10 g	杜仲 10 g	益母草 15 g
山茱萸 10 g	烫水蛭 3 g	甘草 6 g	
石决明 30 g（先煎）			

共 14 剂，水煎服，每日 1 剂，早晚分 2 次服用，于餐后 1 小时服用。嘱咐患者用药期间忌食生冷、辛辣刺激食物。

首诊处方以西洋参、黄芪、丹参此三联药组，益气活血，适用于气血不足、气虚血瘀。石决明平肝潜阳，清肝明目。杜仲、牛膝强肾益精，引药入肾。石决明、杜仲、牛膝三联药组，滋补肝肾，平肝潜阳，资下以制上。茯神、酸枣仁健脾养心安神，山茱萸滋补肝肾之阴。加烫水蛭、益母草破血逐瘀，现代药理学研究表明，烫水蛭含有水蛭素，对抗血小板聚集和溶解凝血酶所致的血栓有一定作用，甘草调和诸药。

【二诊】2021 年 11 月 21 日复诊，患者自诉服药后少寐健忘、耳鸣改善，但睡眠仍有多梦伴汗出、腰膝酸软、双目干涩、口干口苦有所缓解，夜尿 1 次，胃纳可，二便调。舌淡，苔薄，脉弦细。患者要求使用膏方进一步调理。

【二诊处方】效不更方，诊予患者中药 14 剂配合膏方服用。

【膏方处方】

西洋参 150 g	黄芪 100 g	丹参 100 g	石决明 200 g
天麻 100 g	钩藤 120 g	牛膝 100 g	杜仲 100 g
熟地黄 100 g	山药 100 g	枸杞子 120 g	山茱萸 100 g
菟丝子 100 g	代赭石 100 g	煅龙骨 150 g	煅牡蛎 150 g
白芍 150 g	玄参 100 g	麦冬 100 g	天冬 100 g
川楝子 100 g	麦芽 80 g	茵陈 80 g	甘草 60 g
赤芍 80 g	川芎 100 g	桃仁 80 g	红花 50 g
大枣 80 g	浮小麦 100 g	绞股蓝 100 g	红曲 150 g
山楂 80 g	茯神 120 g	酸枣仁 100 g	

另加：饴糖 200 g，鹿角胶 50 g，龟甲胶 50 g，阿胶 60 g，黄酒 60 mL。

嘱患者第一周先服中药，水煎服，每日 1 剂，早晚 2 次于餐后 1 小时温服；第二、三周开始，每日上午服膏方，每次 1 小勺（约 20 g），用开水冲服，下午服中药，1 剂中药分 2 日服用；从第四周开始，只上午服膏方 1 次。

【三诊】2021 年 12 月 26 日复诊，患者经膏方调理 1 个多月，头晕、耳鸣发作次数明显减少，双目干涩、口干、口苦症状消失，腰膝酸软、健忘多梦、夜尿多等明显减轻。近 1 个月自测血压均波动于（125 ～ 136）/（82 ～ 88）mmHg。此次就诊主诉鼻塞、咽痛、咳嗽 3 日。3 日前因感受风邪而出现鼻塞，流清涕，咽痛，咳嗽，无痰；目前无发热，舌淡，苔薄，脉数。

【三诊处方】

桑叶 10 g	苦杏仁 10 g	浙贝母 10 g	玄参 15 g
木蝴蝶 10 g	炒僵蚕 10 g	桔梗 10 g	甘草 6 g
神曲 15 g	紫苏叶 10 g	柴胡 10 g	前胡 10 g

共 3 剂，中药煎煮 15 分钟即可，每日 1 剂，早晚 2 次于餐后 1 小时温服；嘱患者暂停服用膏方，待痊愈后可继续服用。

此诊辨为外感凉燥之证，凉燥犯肺，则肺气不宣，常见恶寒头痛、咳嗽、鼻塞、咽干口燥等症，用桑杏汤、杏苏散等方剂治疗。以桑叶宣肺散邪；苦杏仁、桔梗宣肺利气；浙贝母、玄参润肺止咳；柴胡、紫苏叶、前胡、炒僵蚕解表散邪；甘草调和营卫，调和诸药；木蝴蝶清热利咽；神曲健脾开胃、解表散寒。"轻药不得重用"，故煎煮时间不宜过长。

【按语】本例患者属于典型的肝肾阴虚。因年老久病伤肾，导致肾精亏虚，不能生髓，脑为髓之海，髓海不足，上下俱虚，发生眩晕。肾阴亏虚，肝失所养，以致肝阴不足，不能上滋头目，发为眩晕。故该病本质属虚，《景岳全书·眩运》指出"眩运一证，虚者居其八九，而兼火兼痰者不过十中一二耳"，强调了"无虚不能作眩"的说法。《灵枢·海论》说"脑为髓之海""髓海不足，则脑转耳鸣，胫酸眩冒，目无所见，懈怠安卧"，故头晕、耳鸣、双目干涩、腰膝酸软。肝肾阴虚，阴不制阳，虚热内扰导致口干口苦，肾虚则心肾不交，故健忘失眠、多梦。阴液亏虚，气血运行不畅，故而兼瘀，出现两目干涩、口干口苦、面色偏暗、舌暗红、舌下静脉曲张、脉弦细等标实之症。

　　膏方处方以滋阴补肾、镇肝熄风、活血通窍、养心安神为法，活血通窍以治标，滋阴补肝肾以治本。方中以滋补肝肾的左归丸，镇肝熄风、滋阴潜阳的镇肝熄风汤为主方；以通窍活血汤主治瘀阻头面之证。方中甘草、浮小麦、大枣组成甘麦大枣汤以养心安神、和中缓急；玄参、熟地黄、麦冬三联药组，重在滋阴；石决明、杜仲、牛膝三联药组，滋补肝肾，平肝潜阳，资下以制上，适用于上实下虚之肝肾不足、肝阳上亢。加烫水蛭破血、逐瘀、通经，现代药理学研究表明，烫水蛭含有水蛭素，对抗血小板聚集和溶解凝血酶所致的血栓有一定作用。西洋参、黄芪、丹参此三联药组，益气活血，适用于气血不足、气虚血瘀；茯神、酸枣仁健脾养心安神；煅龙骨、煅牡蛎，功能收敛固涩，用于失眠多梦、自汗盗汗。绞股蓝、红曲、山楂消积降脂，现代研究表明，绞股蓝和山楂富含黄酮类物质，可以扩张血管，促进血液循环，预防心脑血管疾病，红曲的提取物可降血脂。鹿角胶、龟甲胶二胶，为血肉有情之品，鹿角胶偏于补阳，龟甲胶偏于滋阴，二胶合力，沟通任督二脉，益精填髓，有补阴中包含"阳中求阴"之义。

（刘炜丽　整理）

于某，女，50 岁，中学教师。2021 年 11 月 7 日初诊。

【**主诉**】心悸气短 1 年余，加重 1 个月。

【**现病史**】患者近 1 年反复出现阵发性的心慌不安，不能自主，症状常因劳累和失眠而诱发。近 1 个月心慌症状频繁发作，发作时大汗出，偶感头晕，平时伴气短乏力，口淡乏味，胃部胀满，纳差；大便黏腻不畅、每日 1 次，小便正常；少寐多梦，末次月经半年前。于半年前发现血压增高，平时自测血压，收缩压 145～150 mmHg，舒张压 90～95 mmHg，未使用降压药物。

【**望诊**】形体偏胖，面色不华，倦怠乏力，舌质淡，舌边有齿痕，苔薄白。

【**切诊**】脉细弱。

【**既往史**】慢性浅表性胃炎病史，高血压病史半年。

【**辅助检查**】2021 年 5 月胃肠镜检查提示慢性浅表性胃炎、慢性结肠炎，心电图提示窦性心律不齐。查血压 145/95 mmHg，心率 76 次/分。

【**诊断**】

中医诊断：心悸（心脾两虚）。

西医诊断：自主神经功能紊乱，高血压 1 级，慢性胃肠炎。

【**证候分析**】中医临床辨证此患者有心慌不能自主的自觉症状，属于心悸范畴。根据症情常由内因引起，劳累和失眠易发心悸，病属虚证。因心血不足，不能养心，故而心悸。心血亏虚而不能上营于脑，故而头晕、少寐。气血亏虚，故气短乏力。因心主血脉，其华在面，故面色不华。心血亏虚，又能影响脾胃运化功能，故见口淡乏味、胃部胀满、纳差等症。脾虚生湿，故大便黏腻、舌体胖大边有齿痕。舌为心之苗，心血不足，故舌质淡、脉象细弱。

【首诊处方】

白术 15 g	茯神 15 g	黄芪 15 g	龙眼肉 15 g
酸枣仁 10 g	党参 15 g	炙甘草 10 g	当归 10 g
远志 10 g	大枣 10 g	五味子 10 g	
木香 10 g（后下）			

共 14 剂，水煎服，每日 1 剂，早晚 2 次分服，于餐后 1 小时服用。

首诊处方以归脾汤加减，方中当归、龙眼肉补血养心；党参、白术、黄芪、炙甘草、大枣益气健脾，以资生血之源；茯神、酸枣仁养心安神；远志交通心肾而定志宁心；辅以木香行气，以防益气补血药滋腻滞气。五味子收敛耗散之心气，补肾宁心。嘱患者服药期间忌食生冷、辛辣等刺激性食物。

【二诊】 2021 年 11 月 21 日复诊，患者服药后心悸发作次数明显减少，发作时无大汗出，睡眠改善，胃胀满缓解，偶有胃痛、反酸出现，大便偏烂，仍有倦怠乏力，口淡，多梦。患者此诊述及自 45 岁以后肛门及会阴部常有下坠感，月经不规则，且烦躁易怒。舌质淡，苔薄，脉沉细。建议患者使用膏方调理，适宜扶正补虚，且方便久服。

【二诊处方】 在首诊处方基础上减酸枣仁、五味子，增加浮小麦 15 g、煅龙骨 30 g（先煎）、煅牡蛎 30 g（先煎），原方改为归脾汤和甘麦大枣汤加减，在益气补血、健脾安神的基础上，和中缓急。予患者中药 14 剂，配合膏方服用。

【膏方处方】

生晒参 100 g	黄芪 100 g	丹参 100 g	白术 100 g
桂枝 100 g	大枣 100 g	当归 100 g	远志 50 g
竹茹 100 g	茯苓 100 g	法半夏 100 g	柴胡 100 g
枳实 100 g	升麻 80 g	白芍 100 g	陈皮 80 g
煅龙骨 100 g	煅牡蛎 100 g	浮小麦 200 g	杜仲 100 g
牛膝 100 g	枸杞子 80 g	龙眼肉 100 g	熟地黄 100 g
炙甘草 100 g	醋香附 100 g	益母草 100 g	石菖蒲 80 g
钩藤 100 g	首乌藤 100 g	五味子 80 g	

另加：饴糖 150 g，龟甲胶 50 g，阿胶 80 g，黄酒 80 mL。

嘱患者第一周先服中药，水煎服，每日1剂，早晚2次于餐后1小时温服；第二、三周开始，每日上午服膏方，每次1小勺（约20 g），用开水冲服，下午服中药，1剂中药分2日服用；从第四周开始，只服膏方。

　　【随访】2022年2月20日电话随访，患者诉服膏方后心悸气短、少寐多梦症状明显缓解；胃纳可，二便调；仍时有烦躁盗汗，但可耐受，劳累时肛门及会阴部下坠感加重。

　　【按语】本案例患者为更年期女性，有心慌不能自主的自觉症状，中医诊断属于心悸范畴，西医主要诊断为自主神经功能紊乱，且常与失眠、头晕等症同时并见。中医认为本病的发生每因情绪波动或劳累过度而发作。《丹溪心法·惊悸怔忡》指出"怔忡者血虚，怔忡务实，血少者多。有思虑便动，属虚"，心主血，心血不足，常能导致心悸怔忡。情志波动，思虑过度，劳伤心脾，不仅耗伤心血，又影响脾胃生化之源，导致气血两虚，不能上奉于心者，故发生心悸。治以补血益气、养心安神之法，方药以归脾汤加减。

　　膏方处方以益气补血、养心安神为主，兼顾补心、脾、肾亏虚的同时，缓解肝郁。方中以补血养心，益气安神之归脾汤为主方；加入浮小麦，取甘麦大枣汤之养心安神、和中缓急之功效；加入法半夏、竹茹、枳实、陈皮、茯苓，取温胆汤之理气和胃、健脾祛湿之功；加桂枝、煅龙骨、煅牡蛎、白芍，取桂枝龙骨牡蛎汤调和营卫之意，使用煅龙骨、煅牡蛎以敛汗，治疗多梦；加入柴胡、升麻，升举下陷清阳，取补中益气汤之补中益气、升阳举陷之功；加熟地黄、杜仲、牛膝、枸杞子作用有二，一是滋补肾阴，二是利于出膏；生晒参、黄芪、丹参三药联用，功能益气活血；当归、益母草、醋香附三药联用，功能行气祛瘀，补血和血，多用于妇科病证；对药石菖蒲、远志相伍为用，组方为远志汤，安神益智；加五味子收敛耗散之心气，补肾宁心；加钩藤、首乌藤，平肝息风、补益肝肾；加入龟甲胶、阿胶以滋阴养血；方中加法半夏、枳实、陈皮，避免膏方过于滋腻抑制脾阳，起到醒脾促其健运之效。

（刘炜丽　整理）

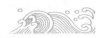

·52· 肥胖症（虚劳——气虚痰湿）

李某，女，42 岁。2019 年 9 月 25 日初诊。

【**主诉**】身体困重伴疲倦乏力 1 年余。

【**现病史**】患者近 1 年来劳累后、活动后觉疲倦乏力，少气懒言，身体困重，平素缺少运动，体检示：总胆固醇 6.4 mmol/L，低密度脂蛋白胆固醇 3.5 mmol/L，尿酸 465 μmol/L。肝脏彩超示：轻度脂肪肝。患者为求进一步诊疗，于我院门诊就诊。现症见：精神倦怠乏力，短气，劳累后加重，眩晕，腰酸明显，偶有胸闷心慌，肢体困重。大便干结、2～3 天 1 行，小便可，脸部易汗出，口黏，纳一般，眠浅。月经周期不规律，多延后 10 日左右，量少，色暗，无痛经。

【**望诊**】形体肥胖，舌质淡胖有齿印，色暗，苔白润厚腻。

【**闻诊**】言语清晰，对答切题，无呃逆嗳气。

【**切诊**】脉弦滑。

【**既往史**】既往病史无特殊，末次月经为 2019 年 9 月 14 日。

【**辅助检查**】身高 153 cm，体重 70 kg，体重指数为 29.9 kg/m²；总胆固醇 6.4 mmol/L，低密度脂蛋白胆固醇 3.5 mmol/L，尿酸 465 μmol/L。肝脏彩超示轻度脂肪肝。

【**诊断**】

中医诊断：虚劳（气虚痰湿）。

西医诊断：肥胖。

【**证候分析**】本例患者缺乏运动，动则生阳，静则生阴。喜坐懒动之人，阴盛而阳弱，阳气之气化功能不足，可致津液不归正化，停则痰湿，化为脂膏而致肥胖。加之患者饮食不规律，损伤脾胃之气，脾胃受损，不能布散水谷精微及运化水湿，致使湿浊内生，聚湿成痰，痰湿聚集体内，日久则成此病。患者长期进食肥甘厚味之品，饮食不节，损伤脾胃，脾失健运，湿邪痰浊内生，痰浊上蒙清窍，清阳不升则见眩晕；痰阻气机，气机不畅则见胸闷心慌；"肥人多气虚"，气不化津，肠道津亏，则见大便秘结，加之痰湿阻滞，气血运行不畅，机体失于濡养，则见倦怠乏力；脾胃受损，气血生化乏源，故月经量少，月经推迟；劳则耗气，故劳累后加重。

【首诊处方】

法半夏 10 g	茯苓 15 g	枳实 10 g	竹茹 15 g
陈皮 10 g	益母草 10 g	山楂 10 g	红曲 15 g
绞股蓝 15 g	丹参 15 g	甘草片 6 g	

开路方 14 剂，水煎服，上下午各 1 次，饭后温服。嘱患者增加户外运动，如快步走至微微发汗，每日至少半小时。

【二诊】2019 年 10 月 15 日复诊，患者诉服药后感全身较前轻松，精神状态好转，因中药服用周期较长，患者工作繁忙熬药不方便，要求膏方调理。舌质淡胖有齿印，色暗，苔白，脉细。此诊续以首诊方药 14 剂，另予以膏方 1 剂。

【膏方处方】

生晒参 150 g	党参 150 g	白术 150 g	茯苓 150 g
丹参 150 g	益母草 120 g	烫水蛭 30 g	法半夏 100 g
枳实 100 g	竹茹 100 g	陈皮 50 g	黄芪 150 g
柴胡 240 g	黄芩片 120 g	大枣 150 g	三七 60 g
当归 100 g	桂枝 100 g	泽泻 150 g	猪苓 150 g
薏苡仁 300 g	车前子 100 g	红曲 180 g	绞股蓝 150 g
山楂 100 g	仙鹤草 180 g	杜仲 100 g	盐牛膝 100 g
千斤拔 100 g	络石藤 100 g	续断 100 g	山茱萸 100 g
石菖蒲 100 g	远志 50 g		

另加：龟板胶 100 g，饴糖 250 g。

嘱患者每日上午、下午各服膏方 1 次，1 次 1 小勺（约 20 g），开水冲服，月经期间暂停服用膏方。

【三诊】2019 年 11 月 25 日复诊，患者诉服用膏方后觉精神疲惫感较之前改善，体重减轻 3 kg，眩晕消失，大便每日 1 行，成形，排便通畅；月经量略增，色略红，月经推后 5 天，末次月经为 10 月 17 日；劳累后偶见胸口闷，疲乏，余症皆有改善，舌质淡胖、边有齿痕，苔薄白，脉弦滑。在原膏方基础上，加四物汤（熟地黄 150 g，白芍 100 g，川芎 100 g，原已有当归 100 g）继续调理。嘱咐患者坚持每日至少半小时户外运动。

【四诊】2020 年 1 月 23 日复诊，患者诉在服药期间，结合体育锻炼及饮食控制后，体重在 4 个月内下降 6 kg。身体困重疲乏感消失，腰酸腰痛改善明显；月经周期规律，月经量增加，色鲜红，未见胸闷心慌，无眩晕发作；二便调，舌质淡红，苔薄白，脉弦细。2020 年 1 月 7 日复查结果提示总胆固醇 5.32 mmol/L，低密度脂蛋白胆固醇 3.12 mmol/L，尿酸 280 μmol/L，再予上述膏方 1 剂，继续巩固治疗。

【按语】患者辨病属于中医虚劳范畴，证型属于气虚痰湿证。肥胖是由多种原因导致体内膏脂堆积过多，体重异常增加，并伴有头晕乏力、神疲懒言、少动气短等症状的一类病证。《素问·阴阳应象大论》有"肥贵人"及"年五十，体重，耳目不聪明"的描述。《灵枢·逆顺肥瘦》记载："广肩腋项，肉薄厚皮而黑色，唇临临然，其血黑以浊，其气涩以迟。"《丹溪心法》记载"肥人多痰湿"；《景岳全书·杂证谟·非风》中述"肥人多气虚"；《脾胃论》中云"油腻厚味，滋生痰涎"。

针对患者气虚的症状，用生晒参，党参、黄芪益气健脾。针对痰湿偏盛，血脂、血糖、尿酸升高，用邓氏温胆汤加味以除痰化浊。方中法半夏燥湿化痰，竹茹清热化痰、使胆气清肃，枳实破气消痰，与法半夏相配，气顺痰消，气滞得畅，胆胃得和；邓氏温胆汤中易陈皮为化橘红，枳壳为枳实，二者相合，使理气化痰功效增强；茯苓健脾渗湿，以绝生痰之源，且有宁心安神之功；甘草益脾和中，协调诸药，使中州得运。诸药相合，化痰而不燥，清热而不过寒，使痰热得化，胆热得清，共奏理气化痰之功。患者素体肥胖，舌质淡胖，加五苓散薏苡仁，车前子以温阳化气，利水渗湿。以杜仲、盐牛膝、千斤拔、续断、山茱萸等补益肝肾，强壮筋骨。患者月经量少色黯，故用益母草、烫水蛭加强活血化瘀。方中加红曲、山楂、绞股蓝、石菖蒲化瘀去浊，现代药理学研究表明，此三者降脂效果佳，有他汀类药物的类似功效。患者因尿酸偏高，故本膏方未用胶类膏。二诊患者诸症减轻，嘱继服膏方，同时在方中加四物汤增强补益气血之功，根据"调气血、畅气机、以平为期"的学术思想，对亚健康人群的调理屡获良效。

纵观患者四次就诊情况，在未使用西药降脂的情况下，单纯用膏方加减，辨证施治，结合运动，亦可以取得不俗的疗效。该患者经过调理，痰湿去，气血生，体力改善，因而能遵医嘱坚持锻炼，才能获此良效。可见，除膏方调理外，生活方式的改变也是成功减肥重要的一环。

（晏显妮　整理）

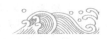

廖某，女，33 岁。2019 年 12 月 7 日初诊。

【主诉】头晕 1 个多月。

【现病史】患者于 3 个月前剖宫产下一男婴，并于月子中心调护。目前见伤口恢复良好，但近 1 个月来自觉头晕频发，疲倦乏力，时有心悸，伴脱发较严重，寐差梦多，纳一般，大便偏少自觉排便费力，2～3 日 1 行。怕风，自汗出。

【望诊】面色㿠白无华，唇甲淡白。舌淡，苔薄白。

【切诊】脉细。

【经带胎产史】平素月经规律，14 岁初潮，周期 28 天 1 行，经期 5～6 天，量偏少，色淡红，无血块，偶有痛经。孕 1 产 1 流产 0，无喂奶。

【辅助检查】血常规显示血红蛋白 100 g/L。余无异常。

【诊断】

中医诊断：眩晕（气血亏虚）。

西医诊断：贫血。

【证候分析】

该患者属产后眩晕、气血亏虚证，病性属虚。脾为营之源，胃为卫之本，阴阳和，营卫谐。患者产后气血大亏，脾胃功能尚未恢复，气血生化无源，故气虚血虚。表里、营卫不和，故汗出怕风；气虚推动无力，则大便费力，2～3 日 1 行。血虚则见头晕、心悸、寐差梦多。面色㿠白无华、唇甲淡白、脱发等皆为气血亏虚之征象。

【首诊处方】

党参 30 g	黄芪 15 g	丹参 10 g	白术 15 g
茯神 15 g	炙甘草 6 g	熟地黄 15 g	当归 15 g
益母草 10 g	白芍 15 g	酸枣仁 10 g	防风 10 g
桂枝 10 g	大枣 15 g		

共 14 剂，每日 1 剂，加水煎服，每日 2 次，饭后 1 小时服用。

首诊处方以桂枝汤、玉屏风散加减作为开路方。方中桂枝、白芍调和营卫；桂枝辛甘而温，能解肌表、通阳气而入卫祛邪；白芍敛阴止汗，使营阴内守。黄芪、白术、防风益气固表止汗，熟地黄、当归、益母草补血活血调经，再配以酸枣仁、茯神养血安神定志。

患者要求膏方调理。考虑到患者病因单纯、辨证明确（属产后气血亏虚），较年轻，无其他基础病及并发症，嘱患者服用14剂中药后接着服用膏方。

【膏方处方】

党参 100 g	黄芪 300 g	丹参 100 g	当归 100 g
茯苓 150 g	白术 150 g	茯神 150 g	龙眼肉 100 g
酸枣仁 100 g	远志 80 g	陈皮 50 g	升麻 80 g
柴胡 60 g	炙甘草 100 g	龙骨 300 g	牡蛎 300 g
防风 100 g	浮小麦 200 g	大枣 150 g	柏子仁 100 g
熟地黄 150 g	白芍 100 g	川芎 100 g	牛膝 100 g
桑寄生 100 g	桂枝 100 g	黄精 100 g	枸杞子 100 g
菟丝子 100 g			

另加：阿胶 150 g，饴糖 500 g，黄酒 150 mL，龟板胶 50 g，鹿角胶 60 g。

【按语】 气虚则清阳不振，血虚则脑失所养，皆能发生眩晕。患者分娩过程气血消耗巨大，产后调养失宜，则易导致脾胃虚弱；脾失运化，气血化生无处，则产生眩晕、气短心悸、排便乏力等一系列气血亏虚的表现。眩晕的治疗原则是虚补实泻，调整阴阳。此患者宜益气养血，调补脾肾，宜缓补，故选膏方予之。

观膏方处方，以玉屏风散、桂枝汤、八珍汤、当归补血汤、归脾汤及补中益气汤等组合加减而成。方中黄芪益气生血，当归补血活血，为当归补血汤，大补气血；桂枝、白芍调和营卫，使腠理调和，自汗等则愈；白术、防风、黄芪益气固表，能加强顾护营卫；党参、白术、茯神健脾安神，脾健则气血生化有源；龙眼肉、酸枣仁养血安神；远志芳香温通，宁心安神，使气自顺而雍自开，神志自可清明；龙骨、龟板胶乃"孔圣枕中丹"的主要成分，用治心神不安、心悸。防风、浮小麦益气固表敛汗；柏子仁、酸枣仁宁心安神改善睡眠；"诸风掉眩，皆属于肝"，肝阳化风，肝风内动，上扰头目，则眩晕欲仆，因此，方中还加用桑寄生、牛膝、菟丝子、黄精、枸杞子补益肝肾之精，全方在缓补脾胃、助生气血的基础上，还兼顾调和营卫、平补肝肾，使气血生化有源，同时防止兼证发生。

（李凤霞　整理）

陈某，女，32 岁，公司白领。2021 年 11 月 2 日初诊。

【**主诉**】疲乏、面色黄 2 年余。

【**现病史**】患者自诉近 2 年来容易疲乏、气短，面色萎黄，月经量少。曾被诊断为月经不调，服用中药后症状反复（具体药物不详）。现症见：面色黄，疲乏、气短，容易心慌，纳可，无口干口苦，站立容易头晕，健忘，大便 2 日 1 行，便溏，眠可。天气转冷时容易手脚冰冷。患者希望中医调理体质。

【**望诊**】形体中等，面色偏黄，舌淡，苔薄白，舌双侧边缘见齿痕。

【**切诊**】脉沉细。

【**既往史**】自诉婚前检查发现携带地中海贫血基因。否认高血压、糖尿病病史。

【**经带胎产史**】末次月经为 2021 年 10 月 27 日，周期约 5 日，量少，色淡红，无血块，无痛经。孕 0 产 0。

【**辅助检查**】自诉地中海贫血检测提示携带 β - 地中海贫血基因。血分析提示血红蛋白正常，红细胞平均体积降低。

【**诊断**】

　　中医诊断：虚劳（气血亏虚）。

　　西医诊断：地中海贫血基因携带者。

【**证候分析**】患者由于先天禀赋不足，遗传父母隐性地中海贫血基因，脾肾虚弱；后天多思多虑，饮食不节，时有暴饮暴食不良习惯，损伤脾胃，气血生化不足；忧思日久，劳神过度，使得心失所养；心、脾、肾多脏虚损，气血不足，病程较久，发为中医虚劳。气血不足不能濡养脑窍，故容易头晕、健忘；脾胃运化失常，故便溏；心神失养，故心慌。面色偏黄、舌淡、苔薄白、舌双侧边缘见齿痕、脉沉细，均为心脾气血亏虚之象。

【首诊处方】

黄芪 15 g	党参 15 g	白术 15 g	当归 10 g
茯苓 15 g	远志 10 g	酸枣仁 10 g	龙眼肉 10 g
大枣 10 g	炙甘草 6 g	仙鹤草 15 g	丹参 10 g

共 7 剂。水煎服，每日 1 剂，每日 2 次，于餐后 1 小时服用。嘱咐患者可以自行按摩足三里、三阴交等穴健脾益气。日常注意不要暴饮暴食。

首诊处方以归脾汤作为主方，益气补血，健脾养心，配以国医大师孙光荣教授常用的黄芪、党参、丹参扶正祛邪之角药。

【二诊】2021 年 11 月 9 日复诊，患者服药后自觉精神改善，疲乏、气短症状较前缓解，大便每日 1 行，便溏，无口干口苦，纳眠一般。舌淡红苔薄白，脉沉细。考虑患者为慢性疾病，给予膏方调理。

【二诊处方】

黄芪 15 g	党参 15 g	白术 15 g	当归 10 g
茯苓 15 g	远志 10 g	酸枣仁 10 g	龙眼肉 10 g
大枣 10 g	炙甘草 10 g	桔梗 10 g	丹参 10 g

共 7 剂。先服开路方中药 7 剂，水煎服，每日 1 剂，每日 2 次，于餐后 1 小时服用。

处方以归脾汤加减，健脾养心，益气养血。考虑患者咽喉异物感，提示中焦气机失调，肝郁气滞，故加桔梗调节上焦气机。

【膏方处方】

生晒参 100 g	黄芪 100 g	丹参 100 g	熟地黄 100 g
生地黄 100 g	川芎 100 g	赤芍 100 g	当归 100 g
炙甘草 60 g	茯神 150 g	白术 100 g	山茱萸 100 g
牡丹皮 80 g	山药 100 g	泽泻 80 g	法半夏 100 g
黄芩 100 g	大枣 150 g	益母草 100 g	黄精 100 g
枸杞子 120 g	枳实 100 g	柴胡 80 g	郁金 80 g

合欢皮 100 g	首乌藤 150 g	牛膝 100 g	杜仲 100 g
酸枣仁 100 g	远志 50 g	麦芽 100 g	麦冬 100 g
枇杷叶 100 g	鸡内金 100 g	紫河车 50 g	龙眼肉 100 g

另加：龟甲胶 50 g，鹿角胶 50 g，阿胶 100 g，黄酒 100 mL，红片糖 300 g。

嘱患者每日上午服膏方 1 次，每次 1 小勺（约 20 g），用温水冲服。

【三诊】 2022 年 2 月 1 日复诊，患者经膏方调理后，疲乏、气短症状明显较前缓解，精神好，无心慌，无腹胀，无咽喉不适，纳可，大便每日 1 行、成形，眠可。月经量较前增多。舌淡、苔薄白、脉沉。效不更方，继续服用膏方 2 个月。

【随访】 患者服膏方 1 个月后疲乏、气短症状消失，精神好，无腹胀，大便规律成形、每日 1 行，纳眠可。嘱患者日常可以服用陈皮、红枣茶调理体质，注意饮食起居规律，冬春季可定期服用膏方调理。

【按语】《景岳全书·虚损》："病之虚损，变态不同，因有五劳七伤，证有营卫藏府，然总之则人赖以生者，惟此精气，而病为虚损者，亦惟此精气。气虚者，即阳虚也；精虚者，即阴虚也。"患者先天禀赋不足，携带地中海贫血基因，脾肾虚弱；后天饮食不节，损伤脾胃，气血乏源；忧思日久，劳神过度，使得心失所养；心、脾、肾多脏虚损，气血不足，病程日久，归属于中医虚劳。头晕、健忘、腹胀、便溏、心慌等为心脾气血不足之症。面色偏黄，舌淡，苔薄白，舌双侧边缘见齿痕，脉沉细，均为对应之舌脉。

《理虚元鉴·治虚有三本》曰"治虚有三本，肺、脾、肾是也。肺为五脏之天，脾为百骸之母，肾为性命之根"，所以"治肺、治肾、治脾，治虚之道毕矣"。考虑患者心、脾、肾三脏虚损，治疗虚劳病以补益气血、调和阴阳为主。开路方中以归脾汤合半夏泻心汤探路，患者服药后症状较前缓解，说明主方对症，膏方中可以应用。

膏方以归脾汤、四君子汤、六味地黄丸、小柴胡汤组合加减而成。汪昂在《医方集解·补养之剂》中对归脾汤进行了解释："此手少阴、足太阴药也。血不归脾则妄行，生晒参、白术、黄芪、甘草之甘温，所以补脾；茯神、远志、枣仁、龙眼之甘温酸苦，所以补心，心者，脾之母也。当归滋阴而养血，木香行气而舒脾，既以行血中之滞，又以助参、芪而补气。气壮则能摄血，血自归经，而诸症悉除矣。"方中人参大补元气、黄芪健脾益气、白术健脾养胃、甘草生津养阴，四者补脾益气以生血，使得后天气血生化有源。当归滋阴养血、龙眼肉健脾养心，两者共起补血养心之效。茯神、茯苓、酸枣仁、远志宁心安神。归脾汤补而不滞，滋而不腻，心脾母子双调。配合四君子汤加强健脾益气功效，生晒参甘温益气，白术、茯苓健脾渗湿，炙甘草益气和中。温而不燥，补而不峻。"气为血之帅，血为气之母"，气能生血、行血、摄血，因此，气旺则血旺，膏方中以四君子汤助气生血。六味地黄丸滋阴养肾，与归脾汤配合调和阴阳。六味地黄丸中熟地黄养肾、山茱萸养肝、山药养脾为"三补"，调养肝脾肾阴；泽泻、牡丹皮、茯苓为"三泻"，泽泻利湿泄浊，防熟地黄之滋腻；牡丹皮清泻相火，制山茱萸之温涩；茯苓健脾祛湿化脾胃之湿。六味地黄丸"三补三泻"调先天肾阴，归脾汤健脾养心调后天脾气，先后天得以双补。柴胡苦平能疏达经气，黄芩清泻邪热，法半夏和胃降逆，人参、炙甘草扶正气，大枣和胃生津，组成小柴胡汤。小柴胡汤能和解少阳、调和脾胃，使得中焦气机顺畅，有助于防止膏方滋腻之性。膏方体现了陈瑞芳"畅气机、调阴阳、和气血"的理论，患者服用后效果明显。

（常少琼　整理）

·55· 慢性乙型病毒性肝炎（胁痛——肝郁脾虚）

黄某，女，41岁，私营企业老板。2020年10月25日初诊。

【**主诉**】右胁隐痛伴纳差3个多月。

【**现病史**】患者近3个月前因工作压力大时感两胁部胀痛，逐渐加重，与情志变化相关，可自行缓解，易疲倦乏力，短气懒言，易怒，食欲欠佳，厌油腻，大便稀溏、每日2～3次、不成形。睡眠尚可。患者欲求中药治疗。现症见：患者神志清，精神可，右侧胁下疼痛，呈阵发性发作，工作压力大及心情不佳时加重，大便溏稀不成形，纳差，厌油腻，睡眠欠佳，眠浅易醒，近5个月体重下降4 kg。

【**望诊**】患者面色萎黄，精神略为疲倦，形体中等，舌质淡，苔薄白。

【**闻诊**】言语清晰，对法切题，无呃逆、嗳气及异常呻吟声。

【**切诊**】腹部未触及症瘕积聚，肤温正常，双下肢无浮肿，脉弦细。

【**既往史**】乙肝表面抗原携带病史，2019年12月开始服用恩替卡韦分散片进行抗病毒治疗。末次月经为2020年10月9日，平素月经规律，量色均可，偶有痛经。

【**辅助检查**】外院肝肾功能未见异常，甲胎蛋白未见异常，肝胆脾胰超声检查见异常。

【**诊断**】

中医诊断：胁痛（肝郁脾虚）。

西医诊断：慢性乙型病毒性肝炎。

【**证候分析**】本例患者，工作压力大，精神常高度紧张，肝居胁下，肝经循行布于两胁，肝失条达，疏泄不利，气机阻滞，肝络失和，则见胁肋部疼痛。气郁化火，肝失柔顺之性，则急躁易怒；肝气横逆犯脾，脾气虚弱，运化水谷失调，则食少腹胀、疲倦乏力、短气懒言；气滞湿阻，则便溏不调。舌质淡，苔薄白，脉弦细为肝郁脾虚之舌脉表现。

【首诊处方】

茵陈 15 g	白术 15 g	党参 30 g	茯苓 15 g
柴胡 10 g	白芍 15 g	丹参 15 g	延胡索 10 g
甘草 6 g			

共 14 剂，作为开路方，每日 1 剂，每日 2 次，早晚饭后温服。

【二诊】2020 年 11 月 8 日复诊，患者诉服药期间胁痛较前减轻。现仍食欲欠佳，神疲，大便次数较前减少、每日 1～2 次、不成形。舌质淡红，苔薄白，脉弦细。患者欲寻求膏方调理。

【膏方处方】

生晒参 100 g	黄芪 100 g	丹参 100 g	茯苓 120 g
炒白术 120 g	白扁豆 120 g	莲子 100 g	山药 150 g
砂仁 80 g	薏苡仁 200 g	桔梗 100 g	大枣 150 g
甘草 60 g	茵陈 150 g	法半夏 100 g	黄连 50 g
黄芩 100 g	柴胡 100 g	白芍 150 g	香附 100 g
川芎 100 g	赤芍 100 g	牡丹皮 100 g	半枝莲 100 g
炒麦芽 120 g	神曲 120 g	鸡内金 100 g	鸡骨草 150 g
溪黄草 150 g	延胡索 100 g	佛手 100 g	女贞子 100 g
墨旱莲 100 g	三七 50 g	枸杞子 120 g	黄精 120 g
桑椹 100 g			

另加：阿胶 50 g，龟甲胶 120 g，黄酒 50 mL，饴糖 250 g。

嘱患者每日上午服用膏方 1 次，每次 1 小勺（约 20 g）用温开水冲调，月经期暂停服用。同时嘱患者服药期间少食辛辣、刺激、生冷之品。

患者服用膏方 2 个疗程后，纳差乏力、大便溏稀的症状明显改善。之后患者按照上方加减连续服用膏方调理 3 个月，已经无胁下疼痛，食欲改善，体重较前增加 3 kg，大便已经成形，睡眠正常，生活质量和体能状态得到明显改善。

【按语】该患者长期工作压力较大，思虑太过，忧思恼怒伤脾；肝体阴而用阳，邪毒郁于肝，肝失疏泄，脾失健运。湿邪困阻中焦，水反为湿，谷反为滞，内外之湿搏结，壅郁肝胆，肝体用失和，疏泄失调，三焦不畅，气血津液代谢障碍。加之肝病易于传脾，肝木横逆乘脾，中焦斡旋不利，水湿痰浊之邪加重，以致肝郁脾虚。《金匮要略》言"夫治未病者，见肝之病，知肝传脾，当先实脾"，即强调在治疗肝病时，注意调未病之脾，目的在使脾脏正气充实，防止肝病蔓延。

首诊处方中党参、茯苓、白术益气健脾，柴胡疏肝解郁，延胡索行气止痛，白芍、甘草缓急止痛，丹参活血化瘀止痛。膏方处方中以生晒参、黄芪、茯苓、炒白术益气健脾；延胡索、佛手疏肝行气止痛；白芍、甘草缓急止痛；炒麦芽、神曲、鸡内金健脾开胃；白扁豆、莲子、山药、砂仁、薏苡仁健脾化湿；白芍、香附养血调经；柴胡疏肝解郁；半夏泻心汤中法半夏、黄连、黄芩、干姜、大枣调畅中焦气机，利于膏方吸收，配以四君子汤补气健脾，脾健则水湿得以运化。赤芍、牡丹皮、丹参活血化瘀，改善肝脏局部微循环。辅以女贞子、墨旱莲、桑椹滋养肝阴。茵陈、鸡骨草、溪黄草清热祛湿。全方配伍，可使得脾胃健运，肝气条达，共奏疏肝健脾祛湿之功。

（晏显妮　整理）

张某，女，32岁，销售。2021年2月初诊。

【主诉】口周丘疹、鼻部红疹反复发作10余年。

【现病史】患者10余年来痤疮、丘疹、结节散在分布于口周及下巴，局部密集，常感微痛、微痒。鼻尖鼻翼黑头粉刺、红色丘疹散在，鼻周皮肤潮红，面部黄褐斑见于两面颊。多处治疗无效，迁延难愈。患者为求进一步诊疗，来我院门诊就诊。现症见：患者神志清，精神可；口周及下巴见大量痤疮，局部密集，色红；夜眠早醒，口稍干，口气重浊臭秽，腹部胀满，月经后期，量少色黯有血块，大便黏滞不爽。

【望诊】患者唇周及下巴见大量痤疮，局部密集，鼻周皮肤潮红，舌淡红，边有齿痕，苔黄腻。

【闻诊】言语清晰，对答切题，口气臭秽，无呃逆嗳气，无异常特殊气味。

【切诊】脉弦细。

【既往史】无特殊，无高血压、糖尿病病史。

【经带胎产史】平素月经欠规则，周期30～50日，经期4～5日，末次月经为2021年1月15日。

【诊断】

中医诊断：肺风粉刺（脾虚湿蕴）。

西医诊断：痤疮。

【证候分析】患者长期使用辛辣油腻之品，日久导致湿热内蕴，循经上蒸，蕴阻于颜面血络，故可见颜面部痤疮，局部密集，色红。湿热蕴结于中焦脾胃，中焦湿热，脾失健运，胃肠湿热，则面部油腻、口气重浊臭秽、大便黏滞不爽；气机阻滞，故见腹部胀满。舌淡红、边有齿痕、苔黄腻、脉弦细，为脾虚湿蕴之舌脉。

【首诊处方】

法半夏 10 g	黄芩 10 g	黄连 5 g	太子参 30 g
大枣 10 g	炙甘草 10 g	枇杷叶 15 g	茯苓 20 g
马齿苋 15 g	侧柏叶 10 g	砂仁 6 g（后下）	

共 14 剂，每日 1 剂，水煎服，每日上午、下午各 1 次，饭后 1 小时温服。

【二诊】 2021 年 3 月 12 日复诊，患者腹部胀满较前减轻，鼻周、下巴仍见红色丘疹，大便干、2～3 日 1 行，舌质淡胖、边有齿痕，苔白腻，脉弦细。患者因工作繁忙，不方便熬制中药，要求服用膏方治疗，此诊予以膏方调治。

【膏方处方】

金银花 100 g	连翘 100 g	升麻 80 g	葛根 300 g
法半夏 100 g	黄芩 100 g	黄连 50 g	防风 60 g
蝉蜕 100 g	当归尾 100 g	川芎 80 g	白芷 100 g
赤芍 100 g	生地黄 150 g	羌活 60 g	甘草 60 g
薄树芝 100 g	黑豆 100 g	党参 100 g	茯苓 120 g
白术 100 g	泽泻 80 g	丹参 100 g	牛膝 100 g
女贞子 100 g	黄精 120 g	土茯苓 150 g	益母草 100 g
香附 80 g	桃仁 80 g	马齿苋 150 g	侧柏叶 100 g
枇杷叶 150 g	杏仁 100 g	枳实 100 g	厚朴 100 g
玄参 100 g	麦冬 100 g	合欢皮 100 g	首乌藤 150 g
熟地黄 120 g	山茱萸 100 g	山药 80 g	牡丹皮 80 g
五指毛桃 150 g			

另加：龟板胶 100 g，蜂蜜 250 g。

每日 2 次，每次 1 小勺（约 20 g），开水冲服，月经期暂停服用。

【三诊】 2021 年 4 月 5 日复诊，患者颜面部痤疮较前消退，无口气臭秽，腹胀好转，身体困重改善，大便成形、每日 1 行，胃纳可，舌质淡红，苔薄白，脉弦细。效不更方，续以原膏方一料巩固疗效。

【按语】本例患者属于中医肺风粉刺范畴，证型属于脾虚湿蕴。

痤疮是一种毛囊皮脂腺慢性炎症性皮肤病，好发于青少年及成年人。本例患者偏嗜辛辣之品，多食鱼腥油腻肥甘之品，使中焦运化不周，湿热内生而发病。症见皮肤油腻，间有脓疱、结节，或伴口臭，大便黏滞不爽，腹部胀满。

本例患者属于脾虚湿蕴体质，首诊湿邪化热，湿热内蕴，因膏方滋腻，故先予开路方半夏泻心汤，寒温并用，辛开苦降，攻补兼施，阴阳并调。可调畅脾胃气机，既方便药物吸收，又可调气血，平升降，横出入，待脾胃湿热去后可服膏方。

《外科正宗》曰："粉刺属肺，齄鼻属脾，总皆血热郁滞不散，所谓有诸内，形诸外。"指出了痤疮湿热郁滞为患，病在肺脾，治疗上注重清热健脾祛湿。故在膏方中使用金银花、连翘清热解毒，透邪外出；葛根解肌透疹；升麻清热解毒，发表透疹；羌活祛风渗湿，防风使风邪从肌肤外透；蝉蜕疏散风邪并有透疹之功效；法半夏散结除痞；黄芩、黄连苦寒，泻热消痞，寒热平调，辛开苦降。当归尾补血活血，川芎行气活血，丹参活血消斑，桃仁活血祛瘀，香附养血活血调经止痛，侧柏叶清热凉血，运用活血药物有"治风先治血，血行风自灭"之意。生地黄、玄参有清热凉血，滋阴润燥之功效，既补已伤之阴血，又制约诸药之温燥。赤芍清热凉血，因肺胃积热，上蒸头面，气血被邪气所阻滞，血脉不通，从而瘀积，化热为脓，故以牡丹皮凉血消斑。枳实、厚朴行气消胀；马齿苋清利脾胃湿热，土茯苓清热祛湿。《得配本草》曰"枇杷叶苦，平。入手太阴，足阳明经气分。清肺和胃，降气清火"，杏仁宣肺解表透邪，使湿热之邪从上焦而去。党参、茯苓、白术、五指毛桃、薄树芝益气健脾；香附、益母草活血调经；合欢皮、首乌藤解郁安神。熟地黄为滋阴补肾，填精益髓；山茱萸补养肝肾，并能涩精，取"肝肾同源"之意；山药健脾补肺益肾，三药配合，肾、肝、脾三阴并补，是为"三补"；泽泻利湿而泄肾浊，并能减熟地黄之滋腻，土茯苓淡渗脾湿，并助山药之健运，与泽泻共泄肾浊，助真阴得复其位，最后用龟板胶、蜂蜜收膏。

（晏显妮　整理）

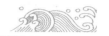

王某，女，57 岁，退休人员。2020 年 2 月 21 初诊。

【**主诉**】反复腰背痛 1 年余，加重 2 月。

【**现病史**】患者于 1 年前无明显诱因开始出现腰背部酸痛不适，自觉四肢乏力、失眠，曾自行服用钙片并接受针灸、理疗等治疗，效果不佳。遂来就诊，寻求膏方调理治疗。患者神清，精神状态一般，面容干瘦；诉腰背疼痛、酸软，时轻时重，活动后加剧；伴有眩晕耳鸣，心烦健忘，易疲倦乏力，四肢不温；口干咽干，无明显头痛，无腹胀腹痛；纳可，眠差，难以入睡，二便基本正常。

【**望诊**】面容干瘦，舌红，苔少。

【**切诊**】脉沉细略数。

【**既往史**】否认高血压、糖尿病等病史。

【**经带胎产史**】已婚已育，育有 1 子，14 岁初潮，既往月经规律，现已绝经。

【**辅助检查**】腰椎 X 线片示骨密度降低，有明显脱钙区；腰椎骨密度测定值为 −2.6。

【**诊断**】

中医诊断：腰痛（肾阴虚）。

西医诊断：骨质疏松。

【**证候分析**】

《内经》云"年四十而阴气自半"，女子"七七任脉虚，太冲脉衰少，天癸竭，地道不通"。患者年五十七，经血已断，肾中精气虚损，肝血始亏，加之调摄失当，渐至精血不足，不能充养骨髓导致骨质疏松。该患者属于典型的肾阴亏虚，病属正虚。肾阴亏虚，不能濡养腰脊，故见腰痛；不能上荣清窍，故眩晕耳鸣、健忘、口干咽干；气机失调，阳不入阴则出现眠差，难以入睡。诊其舌脉皆为肾之真阴不足之象。

熟地黄 30 g	山药 20 g	枸杞子 10 g	山茱萸 10 g
牛膝 10 g	杜仲 10 g	菟丝子 10 g	牡丹皮 10 g
泽泻 10 g	茯苓 15 g	黄精 10 g	麦冬 10 g
鸡血藤 30 g			

共 14 剂，每日 1 剂，水煎服，分 2 次饭后 1 小时温服。

首诊处方以左归丸合六味地黄丸作为开路方，方中熟地黄、枸杞子、山茱萸、山药、黄精滋补肾阴；菟丝子、杜仲温肾壮腰，阳中求阴；泽泻、牡丹皮、茯苓利湿浊，泻相火；鸡血藤、牛膝活血通络。

【二诊】2020 年 3 月 9 日复诊，患者服药后腰背部酸痛缓解，耳鸣、四肢不温改善，仍有口干、咽干、心烦。入睡较前略有改善。舌红，苔薄，脉沉细。患者欲膏方调理。

【二诊处方】在首诊处方基础上加入知母 10 g、黄柏 10 g，取知柏地黄丸之意，在原方滋阴固肾基础上用知母、黄柏增强降相火。此诊再予患者中药 14 剂后配合膏方服用。

【膏方处方】

熟地黄 150 g	山茱萸 150 g	山药 100 g	牡丹皮 100 g
泽泻 100 g	茯苓 100 g	知母 80 g	黄柏 100 g
牛膝 120 g	杜仲 150 g	千斤拔 100 g	菟丝子 100 g
桑寄生 100 g	续断 100 g	狗脊 100 g	五味子 50 g
酸枣仁 100 g	茯神 100 g	合欢皮 100 g	首乌藤 120 g
沙参 100 g	麦冬 100 g	百合 100 g	女贞子 100 g
墨旱莲 100 g	酒黄精 150 g	枸杞子 150 g	桑椹 100 g
法半夏 100 g	黄连 50 g	黄芩 100 g	炙甘草 80 g
党参 150 g	大枣 150 g	丹参 150 g	陈皮 50 g
麦芽 80 g			

另加：龟甲胶 100 g，阿胶 80 g，饴糖 150 g。

中医膏方调理案例精选

嘱患者每日服用 1 次，每次 1 小勺（约 20 g），开水冲服，2 个月 1 个疗程。

【三诊】 2020 年 5 月 15 日复诊，患者服用膏方后，腰背痛、乏力、心烦较前缓解，睡眠好转，舌淡红，苔薄白，脉细，余症同前。病有转机，遂以原方续进 1 个疗程，服法同前，各症状至 2020 年 12 月未见复发。

【随访】 患者经调治，病情逐渐好转。后期随访，腰背痛症已去大半，偶感疼痛，自感四肢气力增加，已无明显眩晕耳鸣，健忘症状较前好转，睡眠趋于正常，继续守方出入调服 2 个月。另嘱适当运动，适寒温、调饮食，诸症消失。

【按语】 本例患者为绝经后妇女，雌激素水平降低所致骨量丢失，西医诊断属骨质疏松症范畴，中医诊断属腰痛病范畴。中医认为本病发生与感受寒湿、湿热之邪及跌仆外伤等有关，久病必虚，多由肾虚所致。

《医经精义》："肾藏精，精生髓，髓生骨……髓足则骨强。"肝主筋，肾主骨，肝肾相关，精血同源，筋骨失养，髓枯筋燥而筋骨痿弱不用。患者年过半百，肝肾精亏，无以濡养筋脉而发生腰痛。《景岳全书》云："腰为肾府……在脏则属肾气，而又为冲任督带之要会。所以凡病腰痛者，多由真阴之不足，最宜以培补真阴为主。"

陈瑞芳遵"形不足者，温之以气；精不足者，补之以味"原则，以膏方滋肾养肝，益气养血，不断充养肝肾精血。膏方中以知柏地黄丸合左归丸、二至丸为主方，加桑寄生、枸杞子、桑椹养肝肾之阴，配杜仲、牛膝、菟丝子养阴中辅以补阳，补阳中佐以滋阴，阴中求阳，共滋肾之阴阳，滋肾填精。丹参一味，功同四物，有活血养血之效；诸多补益之品易呆胃滞脾，以致中焦气机升降失常，配以半夏泻心汤，其中以辛温之法半夏散结除痞，又善降逆止呕，黄芩、黄连之苦寒以泻热开痞，三药相伍，具有寒热平调、辛开苦降之用，使气机升降得以平衡。此乃陈瑞芳多年膏方应用的经验总结，佐以解郁安神之酸枣仁、茯神、合欢皮、首乌藤。

诸药相配，以补养气血为主，补而不滞，以温补之法配合滋阴养血，乃收气充血畅、气血调和之功。

（张万年　整理）

·58· 退行性骨关节炎（骨痹——肝肾不足、气虚血瘀）

陈某，男，70岁，工厂退休人员。2019年10月8日初诊。

【主诉】反复双下肢关节疼痛5年，加重1周。

【现病史】患者近5年来反复出现双下肢关节疼痛，以双膝关节、双踝关节为主，伴屈伸、行走不利，曾被诊断为退行性骨关节炎，服用双氯芬酸钠、塞来西布等止痛药物可缓解，但每遇到天气变冷或下雨天双下肢关节疼痛容易复发并加重。患者近1周来双下肢关节疼痛加重，屈伸、行走不利，腰膝酸软，头晕，目眩，耳鸣，健忘；气短懒言，睡眠、胃纳一般，大便偏干、2～3日1行，小便可。

【望诊】体型偏胖，面色黧黑，双膝关节肿大，舌质紫暗，苔薄白，舌下络脉曲张、紫色等。

【切诊】脉沉细而涩。

【既往史】有高血压病史10余年，长期服用降血压药物，平时血压控制可。否认糖尿病、冠心病。

【辅助检查】2018年10月25日查双膝关节DR片示双膝关节退行性改变。

【诊断】

中医诊断：骨痹（肝肾不足、气虚血瘀）。

西医诊断：退行性骨关节炎。

【证候分析】该患者辨病属于骨痹，辨证为肝肾不足、气虚血瘀。本病为本虚标实，年老体弱，肝肾渐亏，气血不足，外感风寒湿之邪侵袭肢体关节，留滞于筋骨之间。肝主筋，肾主骨，肝肾亏虚，上不能养清窍，下不能养腰膝，故见头晕、目眩、耳鸣、健忘、腰膝酸软；久病耗伤气血，气虚无力推动血流，导致瘀血形成，加上风寒湿邪气客于肢体关节，气血运行不畅，不通则痛，故见双下肢关节肿痛；血行瘀滞，故见面色黧黑；气血耗伤，故见气短懒言。舌脉象为肝肾不足、气虚血瘀之征象。

【首诊处方】

羌活 10 g	独活 10 g	桑寄生 10 g	秦艽 10 g
防风 10 g	细辛 3 g	当归 10 g	牛膝 15 g
杜仲 10 g	鸡血藤 15 g	伸筋草 15 g	炙甘草 10 g

共 7 剂，水煎服，每日 1 剂，每日 2 次，早晚餐后温服。嘱咐患者服药期间忌食生冷、辛辣刺激食物。同时嘱咐患者减少运动量，适当对关节进行康复训练，饮食做到营养均衡。

首诊处方以独活寄生汤为基础方，方中独活、羌活能祛除一身之风湿，散寒止痛；细辛入少阴肾经，长于搜剔阴经之风寒湿邪；秦艽、防风二药为风药之润剂，具有祛风湿、舒筋通络之效；杜仲、牛膝、桑寄生补肝肾，强筋骨；鸡血藤、伸筋草祛风除湿，舒筋通络。炙甘草健脾益气，同时调和诸药。全方共奏补益肝肾，舒筋通络之功。

【二诊】 2019 年 10 月 16 日复诊，患者诉双下肢关节疼痛、腰膝酸软较前减轻，可以间断性服用止痛药，头晕、目眩、耳鸣、健忘、气短症状均较前改善。睡眠可，胃纳佳，大便软、1 ~ 2 日 1 行，小便可。舌质暗淡，苔薄白，脉细涩。舌下络脉曲张减轻。考虑患者需要一段时间的中药调养，遂给予膏方调治。

【膏方处方】

羌活 100 g	独活 100 g	桑寄生 120 g	秦艽 100 g
防风 100 g	当归 100 g	熟地黄 100 g	赤芍 100 g
川芎 100 g	桂枝 100 g	知母 100 g	黄柏 100 g
茯苓 150 g	杜仲 100 g	牛膝 100 g	菟丝子 100 g
黄芪 120 g	丹参 120 g	鸡血藤 150 g	忍冬藤 100 g
伸筋草 100 g	威灵仙 100 g	黄精 150 g	枸杞子 120 g
田七 50 g	乌梢蛇 80 g	延胡索 80 g	薏苡仁 150 g
炙甘草 60 g	白花蛇舌草 50 g		

另加：生晒参 100 g，鹿角胶 50 g，龟甲胶 50 g，阿胶 100 g，黄酒 100 mL，饴糖 250 g。

嘱患者每日服膏方2次，服法为每日上午、下午各服1次，每次1小勺（约20 g），用温开水冲服。用药期间忌食肥甘厚腻、生冷、辛辣刺激类食物。

【三诊】2020年1月20日复诊，患者经膏方调理3个月后，精神好，双下肢关节疼痛、腰膝酸软较前明显大减，头晕、目眩、耳鸣、健忘、气短症状均较前有明显改善。睡眠可，胃纳佳，二便正常。舌质淡，苔薄白，脉细。舌下络脉无明显曲张。患者要求继续服用膏方调理，故守原膏方继续调养3个月。后期随访患者诉双下肢关节偶有隐痛，但不影响行走，其余症状基本消失，嘱咐定期复诊。

【按语】退行性骨关节炎，又称老年性骨关节炎、增生性骨关节炎，是一种以关节疼痛、关节活动障碍为主要特征的慢性退行性疾病，临床表现为关节疼痛、僵硬、肥大及活动受限，好发于膝、髋、颈椎和腰椎等负重关节。常见于中老年人，是影响人类健康最常见的关节疾患之一，也是严重影响人类生活质量的疾病之一。

本病属于中医骨痹范畴。人到中老年，正气日衰，肝肾渐亏，气血不足，筋骨不能得到濡养，风寒湿邪气易客于关节、筋骨，导致痹症反复发作。《素问》记载女子"七七任脉虚，太冲脉衰少，天癸竭，地道不通"；男子"七八肝气衰，筋不能动"。本病以年老体衰、肝肾亏虚、筋骨痿弱为其本；以外邪侵袭、经脉痹阻、关节疼痛为其标，即本虚标实、虚实夹杂。中医认为肝藏血、主筋，肾藏精、主骨，故本病病位在筋骨，病根在肝肾。《张氏医通》记载"膝为筋之府，膝痛无有不因肝肾虚者"。患者患病日久，久病必虚，肝肾亏虚，耗伤气虚，导致气虚血瘀、瘀滞筋骨，故见双下肢肿痛、腰膝酸软，风寒湿邪气乘虚而入，加重肢体关节疼痛。

本案例患者辨病为骨痹病，辨证属肝肾不足、气虚血瘀。当以补益肝肾、补气活血、祛风通络，以独活寄生汤为主方加减治疗。二诊膏方中以独活寄生汤、四物汤加减治疗，方中生晒参、黄芪、丹参、田七益气活血，有祛邪扶正之效。羌活、独活、秦艽、防风祛风湿，止痹痛；杜仲、牛膝、桑寄生、枸杞子补肝肾，强筋骨；当归、熟地黄、赤芍、川芎为四物汤加减，补血活血，配合菟丝子、黄精增强补肝肾，益精血之功；伸筋草祛风除湿，舒筋活络，为治疗下肢痹症之要药，《本草拾遗》中记载"主人久患风痹，脚膝疼冷，皮肤不仁，气力衰弱"。方中配伍鸡血藤、忍冬藤、威灵仙增强祛风湿，舒筋通络之效。延胡索活血行气，推动气血运行；乌梢蛇具有透骨搜风，通络止痛之效，善于祛除久客于筋骨之风湿邪气。桂枝温经通脉，血得温则行，血行则经脉通畅。生晒参、茯苓、炙甘草三药配伍健脾益气，培补后天之本。佐知母、黄柏、薏苡仁，以防膏方之温燥，炙甘草兼有调和诸药。鹿角胶、龟甲胶、阿胶、饴糖收膏，具有阴阳双补、活血通络之效。如此标本兼顾，故取良效。

（周波 整理）

【59】 类风湿关节炎（痹病——肝肾亏虚、气血不足）

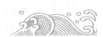

黄某，女，55 岁，清洁工。2019 年 12 月 8 日初诊。

【**主诉**】四肢关节肿痛 3 年，加重 1 个月。

【**现病史**】患者 3 年前开始出现四肢关节红肿疼痛，尤以双手指、双膝关节、双足趾关节为主，逐渐出现双手指、双膝关节、双足趾关节肿大变形、屈伸不利，早起关节有僵硬感，持续时间达 1 小时以上。在当地医院检查确诊为类风湿关节炎，服用塞来昔布、甲氨蝶呤、泼尼松等药物治疗后症状可缓解，但容易引起胃肠道不适，同时关节疼痛症状易反复发作。患者近 1 个月来四肢关节疼痛加重，屈伸不利，腰膝酸软，畏寒肢冷；少气懒言，胃纳可，睡眠可，二便正常。已绝经 5 年。现寻求膏方治疗。

【**望诊**】体型适中，面色白，舌淡红，舌苔白，舌边缘有齿痕。

【**切诊**】脉细弱。

【**既往史**】否认高血压、糖尿病、冠心病病史。

【**辅助检查**】2019 年 6 月 8 日查类风湿因子阳性，血沉加快，C 反应蛋白升高，抗环状瓜氨酸抗体阳性。手指、足趾 X 线片示双手指、双足趾关节面下骨质侵袭或破坏，关节间隙轻度狭窄。

【**诊断**】

中医诊断：痹病（肝肾亏虚、气血不足）。

西医诊断：类风湿关节炎。

【**证候分析**】

该患者辨病属于痹病，辨证为肝肾亏虚、气血不足。风寒湿邪客于肢体关节，气血运行不畅，故见四肢关节疼痛，屈伸不利；肝主筋，肾主骨，痹病日久，累及肝肾，耗伤气血，故见腰膝酸软、面色白、少气懒言；寒湿为阴邪，耗损阳气，阳虚则寒，故见畏寒肢冷。舌脉之象为肝肾亏虚，气血不足之征象。

【首诊处方】

独活 15 g	羌活 15 g	桑寄生 15 g	秦艽 10 g
防风 10 g	细辛 3 g	当归 10 g	熟地黄 15 g
白芍 15 g	川芎 10 g	杜仲 10 g	牛膝 10 g
炙甘草 5 g			

共 7 剂，水煎服，每日 1 剂，每日 2 次，早晚餐后温服。嘱咐患者服药期间忌食生冷、辛辣刺激的食物。

首诊处方以独活寄生汤作为开路方，方中独活、羌活祛风湿，除一身上下之痹痛；细辛入少阴肾经，长于搜剔阴经之风寒湿邪；秦艽祛风湿，舒筋络而利关节；防风为祛风药中之润剂，祛一身之风而胜湿；佐以杜仲、牛膝、桑寄生补肝肾而强筋骨，祛风湿。当归、熟地黄、白芍、川芎合为四物汤以养血活血。白芍、炙甘草相合，柔肝缓急，以助舒筋。诸药合用，共奏补肝肾、益气血之功。

【二诊】2019 年 12 月 16 日复诊，患者诉四肢关节疼痛较前减轻，腰膝酸软、畏寒肢冷、少气症状较前有所减轻，自觉白天精力较前好；睡眠可，胃纳佳，二便正常。舌淡红，苔薄白，脉沉细。

【膏方处方】

羌活 100 g	独活 100 g	桑寄生 120 g	秦艽 80 g
防风 100 g	细辛 30 g	当归 100 g	熟地黄 150 g
白芍 150 g	川芎 100 g	桂枝 100 g	黄芪 100 g
丹参 120 g	茯苓 100 g	炙甘草 50 g	杜仲 120 g
牛膝 100 g	炒白术 150 g	威灵仙 100 g	巴戟天 100 g
淫羊藿 100 g	菟丝子 100 g	鸡血藤 150 g	忍冬藤 150 g
络石藤 120 g	续断 100 g	知母 100 g	盐黄柏 80 g
白花蛇 5 条	西洋参 150 g		

另加：鹿角胶 50 g，龟甲胶 60 g，阿胶 100 g，黄酒 100 mL，饴糖 250 g。

嘱患者每日服膏方2次，服法为每日上午、下午各服1次，每次1小勺（约20 g），用温开水冲服。用药期间忌食肥甘厚腻、生冷、辛辣刺激类食物。

【三诊】2020年3月20日复诊，患者经膏方调理3个月后，精神状态好，四肢关节疼痛明显减轻，腰膝酸软、畏寒肢冷、少气懒言较前明显改善，睡眠可，胃纳一般，稍有腹胀，大便黏腻、每日1行，小便可。舌淡，苔厚腻，脉缓。要求继续服用膏方调理。时值阳春三月，岭南地区气温回暖，湿热气候偏多。故在原膏方处方基础上，巴戟天减为60 g，淫羊藿减为80 g，加法半夏100 g、黄芩100 g、黄连50 g、大枣100 g、炒麦芽100 g。

【膏方处方】

羌活100 g	独活100 g	桑寄生150 g	秦艽100 g
防风100 g	细辛30 g	当归100 g	熟地黄150 g
白芍100 g	川芎100 g	桂枝60 g	黄芪100 g
丹参100 g	茯苓100 g	炙甘草50 g	杜仲120 g
牛膝100 g	续断100 g	炒白术120 g	西洋参100 g
威灵仙100 g	巴戟天60 g	淫羊藿80 g	菟丝子100 g
鸡血藤150 g	忍冬藤150 g	知母100 g	黄柏80 g
白花蛇5条	法半夏100 g	黄芩100 g	黄连50 g
大枣100 g	炒麦芽100 g		

另加：鹿角胶50 g，龟甲胶60 g，阿胶80 g，黄酒80 mL，饴糖250 g。

嘱患者每日上午、下午各服膏方1次，每次1小勺（约20 g），用温开水冲服。

【随访】患者诉精神好，四肢关节疼痛基本缓解，腰膝酸软、畏寒肢冷、少气懒言诸症消失，睡眠、胃纳可，二便正常。嘱咐定期复诊。

【按语】类风湿关节炎是一种以慢性多关节炎为特征的自身免疫系统性疾病。其特征是手、足小关节的多关节、对称性、侵袭性关节炎症，经常伴有关节外器官受累及血清类风湿因子阳性，可导致关节畸形及功能丧失。发病可能与遗传、感染、性激素等有关。女性好发，高发年龄为40～60岁。

临床上常见晨僵、对称性多关节炎、关节畸形及关节外表现。

本病属于中医痹病范畴，历代文献对此多有记载。《内经》指出："风寒湿三气杂至，合而为痹也。其风气胜者为行痹，寒气胜者为痛痹，湿气胜者为着痹也。"《济生方·痹》云："皆因体虚，腠理空疏，受风寒湿气而成痹也。"本病病因病机多为感受风、寒、湿、热等邪气，滞留于肢体筋脉、关节、肌肉，痹阻经络，不通则痛，发为痹症。

本案例患者辨病属于痹病，辨证为肝肾亏虚、气血不足。该患者四肢关节疼痛，屈伸不利，腰膝酸软，乃肝肾亏虚、筋骨失养所致，加上风寒湿邪长期滞留于患者肢体关节，导致患者关节肿大变形，痹症日久必耗伤气血，导致气血不足，故见面白、少气懒言、舌淡、脉细弱之象。本病属于肝肾亏虚、气血不足之证，当以补肝肾、益气血、祛风湿、止痹痛，以独活寄生汤为主方加减治疗。《备急千金要方》云："治腰背痛，独活寄生汤。夫腰背痛者，皆由肾气虚弱，卧冷湿地当风得之，不时速治，喜流入脚膝为偏枯、冷痹、缓弱疼重，或腰痛、挛脚重痹，宜急服此方。"二诊膏方中以独活寄生汤、八珍汤为主加减，具有补肝肾、益气血、祛风湿、止痹痛之效。方中黄芪一方面与防风、炒白术组成玉屏风散增强益气固表；另一方面与西洋参、丹参合用具益气活血祛邪之效。巴戟天、淫羊藿、菟丝子补肾阳，祛风湿；威灵仙、鸡血藤、忍冬藤祛风湿，活血通络。《开宝本草》中记载乌梢蛇："主诸风瘙瘾疹，疥癣，皮肤不仁，顽痹诸风。"患者痹病日久，因药房没有乌梢蛇，遂以白花蛇代替以透骨搜风，增强祛风通络之功；知母、黄柏入肾经，滋阴泻火，以制约滋补药燥热之性；龟甲胶、鹿角胶、阿胶、黄酒、饴糖四药为收膏药，具有调和阴阳，益气活血之效。三诊时，岭南地区已入阳春三月，气候湿热偏多，根据中医"因时制宜、因地制宜"理论，患者有腹胀、大便黏腻，结合舌脉之象，乃湿热中阻中焦，减少巴戟天、淫羊藿补阳药的剂量，加入半夏泻心汤，含法半夏、黄芩、黄连、大枣、炒麦芽，具有辛开苦降、调理中焦气机、健脾消食之效，以增强脾胃吸收能力。

（周波　整理）

林某，女，42岁，大学教师。2019年09月1日初诊。

【主诉】反复腰痛1年，加重1周。

【现病史】患者近1年反复腰部疼痛，转身或弯腰时加重，常常向双下肢放射性疼痛，行走不利，曾被确诊为腰椎间盘突出症。近1周因天气转冷，腰膝酸软疼痛，畏寒肢冷，双下肢怕冷明显，精神萎靡，周身乏力，胃纳可，小便频数清长，夜尿频多，睡眠差，大便软、每日1行。

【望诊】形体偏瘦，双眼睑浮肿，面色㿠白，舌淡，舌苔白。

【切诊】脉沉细无力，尺脉尤甚。

【既往史】否认高血压、糖尿病病史。

【经带胎产史】产1孕1，有1女，5岁。末次月经为2019年8月2日，经量少，经色淡，3日左右干净，伴有小腹冷痛。

【辅助检查】2019年2月20日腰椎MR示L3/L4、L5/S1椎间盘膨出。2019年8月28日查尿常规、肾功能未见异常。

【诊断】

中医诊断：腰痛（肾阳不足）。

西医诊断：腰椎间盘突出症。

【证候分析】

该患者属于肾阳不足之腰痛。肾阳亏虚，则温煦失职，上不能温运气血上荣于颜面，下不能温暖下焦腰膝，故见面色㿠白、腰膝酸软疼痛、畏寒肢冷；阳虚温煦功能减弱，不能振奋精神，故见精神萎靡、周身乏力；肾主水液，肾阳不足，则蒸腾气化不利、水液代谢失常，故见双眼睑浮肿、小便频数清长、夜尿频多；肾阳为一身阳气之本，命门之火不足，不能温暖胞宫，故见月经量少、色淡、经期短、小腹冷痛。舌脉象乃肾阳不足之征象。

【首诊处方】

千斤拔 15 g	千年健 15 g	桂枝 10 g	杜仲 15 g
牛膝 15 g	熟地黄 15 g	山药 15 g	山茱萸 10 g
泽泻 10 g	茯苓 10 g	牡丹皮 10 g	益母草 10 g
制附片 10 g（先煎）			

共 7 剂，水煎服，每日 1 剂，每日 2 次，早晚餐后温服。嘱咐患者服药期间忌食生冷、辛辣刺激食物。

首诊处方以金匮肾气丸作为开路方。方中熟地黄滋补肾阴，山茱萸、山药补肝养脾，化生精血；少加制附片、桂枝温补命门之火以温阳化气，乃"阴中求阳"之意，重在微微生火以生肾气。如《医宗金鉴》所云："此肾气丸纳桂附于滋阴剂中十倍之一，意不在补火，而在微微生火，即生肾气也。"泽泻、茯苓利水渗湿，牡丹皮活血散瘀，此三味寓泻于补，使邪去而补药得力，并制诸滋阴药碍湿之虞；杜仲、牛膝、千斤拔、千年健具有补益肝肾、活血通络、强筋健骨之效；益母草活血调经，配合桂枝温通血脉，以助温经散寒，调经暖宫。全方共奏补肾助阳，强筋健骨，温经通络之功。

【二诊】 2019 年 9 月 10 日复诊，患者精神状态较前改善，诉腰膝酸软疼痛、畏寒肢冷症状较前有所减轻，乏力减轻，夜尿次数减少，睡眠佳，胃纳可，大便正常。2019 年 9 月 3 日月经如期至，经量较前增多，色红，经期为 5 日。眼睑浮肿减轻，面色白，舌淡红，苔薄白，脉沉细，尺脉较前有力。患者要求膏方调理。

【膏方处方】

田七 50 g	桂枝 80 g	熟地黄 150 g	山药 120 g
山茱萸 120 g	茯苓 100 g	泽泻 100 g	牡丹皮 100 g
杜仲 100 g	牛膝 100 g	菟丝子 100 g	桑寄生 150 g
当归 100 g	川芎 100 g	白芍 100 g	炒白术 150 g
党参 150 g	丹参 100 g	巴戟天 80 g	炙甘草 50 g
千斤拔 100 g	千年健 100 g	鹿含草 100 g	忍冬藤 100 g
鸡血藤 150 g	全蝎 50 g		

另加：鹿角胶 50 g，龟甲胶 50 g，阿胶 100 g，黄酒 100 mL，饴糖 250 g。

嘱患者每日服膏方2次，上午、下午各服1次，每次1小勺（约20g），用温开水冲服。用药期间忌食肥甘厚腻、生冷、辛辣刺激类食物。

【三诊】2020年12月13日复诊，患者经膏方调理3个月后，精神状态好，活力充沛，诉腰膝酸软疼痛、畏寒肢冷症状明显大减，睡眠佳，胃纳可，小便次数减少，无夜尿，大便软。月经周期规律，经量适中，色红，经期5～7日。眼睑无浮肿，面色红润，舌淡红，苔薄白，脉细，尺脉有力。患者要求继续服用膏方调理，故守原膏方继续调养3个月。后期随访，患者诉诸症消失。

【按语】腰椎间盘突出症是脊柱外科常见病和多发病。其主要是因为腰椎间盘各部分（髓核、纤维环及软骨板），尤其是髓核，有不同程度的退行性改变后，在外力因素的作用下，椎间盘的纤维环破裂，髓核组织从破裂之处突出（或脱出）于后方或椎管内，导致相邻脊神经根遭受刺激或压迫，从而产生腰部疼痛，并产生一侧下肢或双下肢麻木、疼痛等一系列临床症状。好发于青壮年，集中在20～40岁年龄段。大多数发生在腰4至腰5及腰5至骶1间隙。

本病属于中医腰痛范畴，古代文献对此多有记载。《素问·脉要精微论》记载："腰者，肾之府，转摇不能，肾将惫矣。"《金匮要略·五脏风寒积聚病脉证并治》云："肾著之病，其人身体重，腰中冷，如坐水中……腰以下冷痛，腹重如带五千钱，甘姜苓术汤主之。"《诸病源候论·腰背病诸候》认为腰痛是由于"肾经虚，风冷乘之"。本病病因病机多为外感风寒湿热邪气、久病体虚、年老体衰、跌扑闪挫导致筋脉痹阻、腰府失养。

本案例患者辨病为腰痛，辨证属肾阳不足。腰为肾之府，肾阳不足，则温煦失职，不能温荣于颜面，不能温养腰膝，不能振奋精神，不能温暖胞宫，不能蒸腾气化，故见腰膝酸软疼痛、畏寒肢冷、精神萎靡、乏力、尿频数清长、月经量少等症状，舌脉象乃肾阳不足之征象。二诊膏方中以金匮肾气丸、八珍汤为主加减。膏方中去制附片（考虑附片大剂量使用毒性大），改用辛甘、性温之巴戟天补肾助阳，强筋骨，祛风湿；配合桂枝温通经脉，温阳化气；熟地黄、山药、山茱萸、泽泻、茯苓、牡丹皮所含之"三补三泻"六味地黄汤补泻兼施，以滋阴补肾为主。此乃"阴中求阳"之意，如张景岳所说："善补阳者，必于阴中求阳，则阳得阴助而生化无穷。"党参、茯苓、炒白术、炙甘草、熟地黄、当归、川芎、白芍组成八珍汤补益气血，气血充足，血脉通畅，则肌肤面容得以濡养，腰膝筋骨得以强健。杜仲、牛膝、桑寄生、千斤拔、千年健、鹿含草六味药具有补肝肾，强腰膝，祛风湿之效；加菟丝子增强补益肝肾，固精缩尿。佐以藤类植物忍冬藤、鸡血藤，取其舒筋通络之性，以增强祛风活血通络；腰痛日久，久病必有邪气留滞于筋骨，予虫类药物方可祛除，故加性散走窜之全蝎以达到透骨搜风、通络止痛之效；阿胶、龟甲胶、鹿角胶滋阴补阳，饴糖补中益气，四药为收膏药，具有阴阳双补，调和气血，活血通经之效。全方共奏补肾助阳，益气活血，强筋健骨，祛风通络之功。三诊中患者症状明显改善，继续按原膏方处方调理。

（周波　整理）

陆某，男，28 岁，未婚，工人。2013 年 12 月 27 日初诊。

【**主诉**】遗精 1 年，加重 2 个多月。

【**现病史**】患者素有手淫史，1 年前开始出现梦中遗精，每周 2～3 次，时觉头晕、疲乏、腰酸困，劳作后加重，焦虑、心烦、手足心潮热、汗出，失眠多梦，曾在当地医院予前列康、谷维素、维生素 B_1 等药物治疗无明显效果。近 2 个月梦遗加重，每周 5 次左右，不能集中精神工作，记忆力下降，反应迟钝，深感紧张，遂来就诊。现症见：腰酸软、头晕、耳鸣，心烦焦躁，失眠多梦，手足心潮热、汗出，不能集中精神，健忘，反应迟钝，胃纳一般，大便尚调，小便短、偏黄。

【**望诊**】患者神疲、倦怠，舌体瘦小，舌边尖红，苔薄黄少津。

【**切诊**】脉弦细。

【**既往史**】否认糖尿病等疾病史。

【**辅助检查**】未婚，暂未行精液检查等相关检查，心电图检查未见异常。

【**诊断**】

中医诊断：遗精（阴虚火旺、心肾不交）。

西医诊断：遗精。

【**证候分析**】患者劳倦伤神、五志过度耗损阴津造成阴亏于下、火旺于上，因此心烦、失眠多梦，小便短、偏黄，舌红瘦，苔薄黄，少津。肾失阴液濡养，则头晕、健忘、腰膝酸软；肾阴不足，肾阳偏亢，则手足心热、汗出。须治以滋阴降火、养心安神。

【**首诊处方**】

熟地黄 15 g	山茱萸 15 g	山药 15 g	茯苓 15 g
泽泻 10 g	牡丹皮 10 g	知母 10 g	黄柏 10 g
金樱子 10 g	覆盆子 10 g		

共 14 剂，水煎服，每日 1 剂，每日 2 次，于餐后 2 小时服用。嘱咐患

者用药期间忌食辛辣刺激类食物，忌熬夜伤阴。

首诊处方以知柏地黄汤加味作开路方，六味地黄汤滋阴补肾，配知母、黄柏滋阴泻火，再加覆盆子益肾养肝，固精缩尿，以金樱子加强固精缩尿之力。

【二诊】2014年1月10日复诊，见患者精神转佳，梦遗减少，半个月出现2次，神疲乏力减轻，纳眠转佳，心烦、焦虑均缓解，心情较前舒畅，唯劳作、活动后腰背酸软、耳鸣时作，舌瘦体小，舌边尖红，苔薄黄，脉弦细。欲膏方调理。

【膏方处方】

熟地黄200 g	山茱萸150 g	山药150 g	茯苓150 g
泽泻100 g	牡丹皮100 g	知母100 g	黄柏80 g
金樱子100 g	覆盆子100 g	党参150 g	黄芪100 g
白术150 g	川芎100 g	当归100 g	赤芍100 g
炙甘草100 g	黄精150 g	益母草100 g	法半夏100 g
肉苁蓉100 g	桂枝100 g	白芍200 g	大枣160 g
千斤拔100 g	鸡血藤180 g	芡实200 g	莲子200 g
菟丝子150 g	浮小麦300 g	煅龙骨300 g	煅牡蛎300 g
灵芝100 g			

另加：西洋参150 g、阿胶100 g（烊化）、龟甲胶150 g、饴糖250 g、黄酒100 mL。

【随访】患者服用后梦中遗精症状明显减少，3个月后随访，诉期间遗精1次，腰酸、乏力缓解，纳眠均转佳，二便调。

【按语】《诸病源候论·虚劳失精候》曰："肾气虚损，不能藏精，故精漏失。"对梦遗等失精病的病机做了叙述。后世医家对此也多有发挥。《医贯·梦遗并滑精》曰："肾之阴虚则精不藏，肝之阳强则火不秘，以不秘之火，加临不藏之精，有不梦，梦即泄矣。"《证治汇补·遗精》云："淫欲太过，闭藏失职，精窍滑脱。"说明本病总由肾气不能固摄引起，然导致肾气不固的原因当进一步辨别。《类证治裁》云："凡脏腑之精悉输于肾，而恒扰于火，火动则肾之封藏不固。"《证治要诀·遗精》云："有用心过度，心不摄肾，以致失精者。"《金匮翼·梦遗精滑》曰："动于心者，神摇于上，则精遗于下也。"《折肱漫录·遗精》亦云："梦遗之证，其因不同……非必尽因色欲过度，以致滑泄，大半起于心肾不交。"

本例患者未婚，素有手淫史，手淫无节制损伤肾精，肾阴亏虚，肾虚封藏失职，精关不固；加之年轻气盛，纵欲过度，心火偏旺，肾水不能上济于心，心火不能下交于肾，心肾不交，水亏火旺，扰动精室而遗。腰为肾之府，肾虚故腰背酸软不适，肾精亏耗、肾阴不足，不能生髓上冲脑海，故见头晕、耳鸣、健忘；阴虚火旺，故见心烦、焦虑、失眠；阴虚内热，迫津外泄，故手足心潮热、汗出。舌体瘦小，舌边尖红，苔薄黄，脉弦细，皆为肾阴亏虚、阴虚火旺、心肾不交之征象。《医宗必读·遗精》指出"独因肾病而遗者，治其肾；由他脏而致者，则他脏与肾两治之"，故治以六味地黄汤加味滋阴补肾，清热泻火，交通心肾。服药14剂后，患者精神转佳，诸症悉缓，效如桴鼓，然思其病梦遗日久，虚实夹杂，阴阳失调，当缓缓循之，时值冬令，遂予膏方缓图巩固疗效以善其后。

方中熟地黄、山茱萸、山药、泽泻、牡丹皮、茯苓、知母、黄柏组成知柏地黄汤，滋阴补肾泻相火；菟丝子、肉苁蓉、千斤拔、鸡血藤温肾益精、强筋骨、活经通络，金樱子、覆盆子、芡实、莲子涩精固肾；煅龙骨、煅牡蛎重镇安神并有固涩作用。党参、白术、茯苓、炙甘草为四君加黄芪、西洋参、灵芝益气健脾以充后天之源；当归、川芎、白芍合熟地黄为四物，加阿胶、黄精、益母草以补血行血养精；桂枝、白芍、大枣、炙甘草则组成桂枝汤治内以调和阴阳，治外以调和营卫止手足心之汗；加浮小麦合大枣、甘草为甘麦大枣汤，以养心安神；加法半夏、黄芩、黄连合党参、大枣、甘草，为半夏泻心汤之意，以平调寒热，并可健运中焦散结除痞，防滋补之药腻结不化。全方合用，标本兼顾，阴阳并调，寒热并用，动静结合，共奏滋阴补肾、交通心肾、益气养血、调和寒热之功，使阴平阳秘，则梦遗可愈。

（李元君　李凤霞　整理）

中医膏方调理案例精选

赵某，女，33 岁，企业高管。2020 年 6 月 12 日初诊。

【主诉】 产后月经量少 2 年。

【现病史】 患者 2 年前生产后出现月经量少，周期 28～30 天，经期 2 日，量少，色淡，无血块，无痛经，无乳房胀痛，于 2020 年 8 月至今进食补血保健品未见明显好转。末次月经为 2020 年 5 月 29 日，2 日净，量少，色淡。现症见：白发增多明显，脱发，口干无口苦；自诉工作压力大，熬夜，疲倦乏力，腰部酸痛，头晕耳鸣，白带少；纳一般，眠差，入睡困难，时有便秘。

【望诊】 形体瘦削，面色无华，舌淡暗，苔少。

【切诊】 脉沉细。

【既往史】 否认高血压、糖尿病病史。

【经带胎产史】 已婚，育有 1 子。13 岁初潮，周期 25～28 日，末次月经为 2020 年 5 月 29—30 日。

【辅助检查】 2020 年 4 月 15 日行子宫附件彩超、性激素六项检查未见明显异常。

【诊断】

中医诊断：月经过少（肾虚）。

西医诊断：月经不调。

【证候分析】 肾为先天之本，精不足则无以化气生血，故出现月经量少；肾之华在发，精不足，则发不长，易早白或者脱发；肾虚则机能活动减退，气血不能充于耳目头面，故乏力、头晕耳鸣。肾主骨，肾虚骨骼失之温养，故腰部酸痛。舌淡暗，苔少，脉沉细乃为肾虚之征。

【首诊处方】

熟地黄 15 g	山药 20 g	山茱萸 10 g	杜仲 10 g
牛膝 10 g	枸杞子 10 g	菟丝子 10 g	白芍 15 g
川芎 10 g	当归 10 g	炙甘草 6 g	酸枣仁 15 g
知母 10 g	茯神 15 g		

共 14 剂，每日 1 剂，每日 2 次，早晚饭后 1 小时温服。

首诊处方以归肾丸合酸枣仁汤加减，方中熟地黄、山茱萸、山药养肝滋阴养血，益精填髓；杜仲、牛膝、菟丝子补肾阳、强筋骨；枸杞子、白芍养阴补血，益精明目，当归补血调经；合酸枣仁汤养血补肝，宁心安神。其中川芎之辛散，调肝血而疏肝气，知母苦寒质润、滋阴润燥、清热除烦。

【二诊】2020 年 7 月 7 日二诊，末次月经 2020 年 6 月 28 日，3 天净，量较前增多，色淡红，少许血块，无痛经。眼干、乏力好转，睡眠好转，仍口干，容易掉头发。舌淡暗，苔白，脉细。此诊予以膏方调理。

【膏方处方】

熟地黄 150 g	白芍 100 g	当归 100 g	炒白术 120 g
茯苓 120 g	党参 120 g	炙甘草 60 g	酒黄精 150 g
黄芪 100 g	知母 80 g	黄柏 80 g	山茱萸 100 g
牡丹皮 80 g	泽泻 80 g	菊花 60 g	柴胡 60 g
郁金 100 g	山药 120 g	陈皮 50 g	酸枣仁 100 g
薄荷 30 g	补骨脂 100 g	女贞子 100 g	墨旱莲 100 g
枸杞子 150 g	菟丝子 120 g	巴戟天 100 g	杜仲 100 g
盐牛膝 100 g	制远志 100 g	川芎 100 g	红枣 100 g

另加：鹿角胶 50 g，阿胶 100 g，饴糖 250 g，黄酒 100 mL。

服用方法：每日 2 次，每次 1 小勺（约 20 g），开水冲服。

【三诊】2020 年 8 月 30 日三诊，患者经膏方调理后，末次月经为 2020 年 8 月 18 日至 23 日，量基本正常，色鲜红，无血块，无痛经。睡眠基本好转，但时有梦多，疲倦感好转，掉头发的现象稍有好转。舌淡，苔白，脉弦。守原方继续膏方调养 2 个月。

【随访】患者服用膏方约 4 个月后月经量已恢复如生产之前，精神状态好转，掉发的情况明显好转，无明显口干、眼干，纳眠可，二便几乎正常。

【按语】月经量少是指月经量明显减少，少于平时正常经量的 1/2，或不足 30 mL，或行经持续时间仅 1～2 日，甚或点滴即净，连续 2 个周期或以上。月经过少病机有虚有实，虚者常见肾虚和血虚，实证有血瘀和痰湿。《素问·上古天真论》："女子七岁，肾气盛，齿更发长；二七而天癸至，任脉通，太冲脉盛，月事以时下，故有子。"本例患者先天禀赋素弱，肾气不足，天癸至而不盛，血海不满，则经行血少；精亏血少，则头晕耳鸣、脱发、疲倦乏力；腰为肾之府，肾气不足，外府失养，则腰酸。舌淡暗，苔白稍腻，脉沉细，皆为肾虚之征象。

先予患者用 14 剂中药汤剂开路，以归肾丸加减，滋阴降火，养肝宁神。2 周后再以知柏地黄丸、八珍汤合右归丸加减制成膏方，方中巴戟天、杜仲、盐牛膝、菟丝子、鹿角胶补肾气助肾阳；墨旱莲、女贞子、枸杞子、山茱萸、熟地黄、白芍滋阴；紫河车、补骨脂益精补肾；阿胶、酒黄精、制首乌养血补血；川芎、当归活血；酸枣仁、制远志宁心安神；黄柏、知母、泽泻、牡丹皮泻火。《医林改错》云："有形之血不能速生，无形之气所当急固"，故以黄芪、党参、炒白术补气以生血；柴胡、郁金、陈皮疏肝行气解郁；佐以薄荷、菊花清热，茯苓化湿；山药、饴糖、红枣和中养脾阴。

（张万年　整理）

谢某，女，33 岁，公司职员。2020 年 4 月 12 日初诊。

【主诉】月经不规律 10 余年，加重半年。

【现病史】患者自诉 10 余年前开始出现月经周期不规律，月经周期为 23～90 日不等，经期 3～5 日，经量少，色淡红，无痛经。半年前连续 3 个月月经未来潮后使用西药维持月经周期。末次月经为 2020 年 2 月 28 日，4 天净，量少。有生育要求，现症见：四肢怕冷，耳鸣，疲倦，带下清稀，腰酸，性欲减退，记忆力减退；胃纳差，睡眠一般，易惊醒，小便频数，大便偏烂。

【望诊】精神状态差，面色淡白无光，舌淡，苔薄白。

【切诊】脉沉细。

【既往史】否认高血压、糖尿病病史。

【经带胎产史】已婚未育。15 岁初潮，末次月经为 2020 年 2 月 28 日至 3 月 3 日。

【辅助检查】2020 年 4 月 10 日查性激素六项提示：血清促卵泡激素 62.67 IU/L，黄体生成素 17.33 IU/L，雌二醇 59 pg/mL。血常规及子宫附件彩超未见明显异常。

【诊断】

中医诊断：闭经（肾气亏虚）。

西医诊断：卵巢早衰。

【证候分析】

肾气不盛，精气未充，肝血不足，天癸不能应时而至则月经不行；肾气亏虚，则机能活动减退；气血不能充耳和充髓实脑，灵机失运，故神疲耳鸣、记忆力减退；骨骼失之温养，故腰酸；肾气虚膀胱失约，故小便频数；肾虚而冲任亏损，下元不固，则见带下清稀。舌淡，苔薄白，脉沉细均为肾气亏虚之象。

【首诊处方】

熟地黄 20 g	山药 20 g	山茱萸 10 g	茯苓 15 g
泽泻 10 g	牡丹皮 10 g	桂枝 10 g	熟附子 10 g
巴戟天 10 g	淫羊藿 10 g	益母草 20 g	鸡血藤 20 g
炙甘草 6 g			

共 14 剂，每日 2 次，每日 1 剂，水煎服，早晚饭后 1 小时温服。

首诊处方以肾气丸作为开路方，方中熟地黄、山茱萸、山药滋阴补肾，填精益髓，配伍泽泻利湿泄浊，并防熟地黄之滋腻恋邪，牡丹皮清泻相火，茯苓淡渗脾湿。熟附子、巴戟天、淫羊藿温阳补火；桂枝辛甘而温，温通阳气，二药相合，补肾阳，助气化。佐以益母草、鸡血藤活血化瘀。

【二诊】 2020 年 4 月 29 日复诊，末次月经为 2020 年 4 月 20 日，4 日净，量少，色暗，少许血块，无痛经。怕冷较前改善，已无明显耳鸣，余症同前。舌淡，苔白，脉细。本诊拟膏方治疗。

【膏方处方】

黄芪 100 g	党参 100 g	丹参 100 g	熟地黄 100 g
山药 100 g	山茱萸 100 g	茯苓 100 g	泽泻 80 g
牡丹皮 100 g	桂枝 40 g	熟附子 30 g	杜仲 100 g
牛膝 100 g	巴戟天 100 g	补骨脂 100 g	淫羊藿 80 g
续断 100 g	菟丝子 100 g	法半夏 60 g	黄芩 80 g
黄连 30 g	黄柏 80 g	红枣 100 g	枸杞子 100 g
桑椹 100 g	知母 80 g	柴胡 100 g	白芍 100 g
当归 100 g	益母草 100 g	白术 100 g	陈皮 50 g
炙甘草 50 g			

另加：鹿角胶 50 g，龟甲胶 40 g，饴糖 150 g，黄酒 90 mL。

每日 2 次，每次 1 小勺（约 20 g），温开水冲服。配合院内制剂助孕丸一起服用。

【三诊】 2020 年 7 月 20 日复诊，患者服用完膏方后，已无明显怕冷和腰酸，末次月经为 2020 年 7 月 4 号，5 日净，量中等偏少，色红，无血块。

自觉服用膏方后稍有上火，表现为咽痛，时有口干。舌红，苔白，脉弦细。复查性激素六项提示：血清促卵泡激素 38.41 IU/L，黄体生成素 10.35 IU/L，雌二醇 31 pg/mL。治疗有效，继续予膏方治疗。

【膏方处方】

黄芪 100 g	党参 100 g	丹参 100 g	熟地黄 100 g
山药 100 g	山茱萸 100 g	茯苓 100 g	泽泻 80 g
牡丹皮 100 g	桂枝 40 g	熟附子 30 g	杜仲 100 g
牛膝 100 g	巴戟天 100 g	补骨脂 100 g	淫羊藿 80 g
续断 100 g	菟丝子 100 g	法半夏 60 g	黄芩 100 g
黄柏 80 g	黄连 50 g	红枣 100 g	知母 80 g
柴胡 100 g	白芍 100 g	当归 100 g	白术 100 g
黄精 100 g	麦冬 100 g	陈皮 50 g	炙甘草 50 g
枇杷叶 80 g			

另加：龟甲胶 50 g，饴糖 150 g，黄酒 50 mL。

嘱患者服用膏方，每日 2 次，每次 1 小勺（约 20 g），温开水冲服。配合口服院内制剂助孕丸。

【随访】患者陆续服用膏方半年余，已有规律月经，月经周期 25～30日，量中，偶有血块，经期 5～6 日，余无明显不适。于 2021 年 3 月经检查发现怀孕，B 超提示宫内早孕约 6⁺ 周。

【按语】卵巢早衰又名早发性卵巢功能不全。是指女性在 40 岁之前出现性腺功能减退，表现为继发性闭经、不孕，常伴有夜间睡眠中出汗、失眠、记忆力减退等围绝经期症状。中医认为卵巢早衰的病机多为禀赋不足，肾气不盛，天癸迟至，冲任不充，故可见月经不行，治宜补肾气，养精血。

《素问·阴阳应象大论》曰"形不足者，温之以气；精不足者，补之以味"，先用汤剂开路，以金匮肾气丸加减，温补肾气；两周后再以肾气丸、右归丸合八珍汤加减制成膏方。方中黄芪、党参、白术、山药补气健脾，"益火之源，以消阴翳"，以桂枝、熟附子、淫羊藿、补骨脂、巴戟天、杜仲、牛膝、续断、菟丝子、鹿角胶温肾助阳；又言"善补阳者，必于阴中求阳，则阳得阴助而生化无穷"，故配伍熟地黄、山茱萸、枸杞子、桑椹、

中医膏方调理案例精选

龟甲胶滋补肝、脾、肾三脏之阴，阴阳相生，刚柔相济，使肾之元气生化无穷；再以泽泻、茯苓利水渗湿，牡丹皮擅入血分，当归、丹参、益母草活血，陈皮行气。配伍半夏泻心汤调和气机升降，使全方升降得宜，气血平调。

整个膏方组方攻补同施，气血并调，共奏补肾助阳、固冲任之功。配合医院制剂助孕丸补肾健脾。药后随访，患者诸症改善，月经恢复正常，并顺利怀孕。

（张万年　整理）

张某，女，52 岁，工人。2020 年 4 月 8 日初诊。

【**主诉**】失眠 2 年。

【**现病史**】患者于 2 年前因家庭琐事出现眠差，梦多易醒，伴有黑眼圈，两侧头部时有刺痛，未予重视。现症见：精神淡漠，脸部黄褐斑明显，眠差，多梦，健忘，自觉心悸心烦、胸中潮热感，频频汗出多，时有胁肋部胀痛感，善叹息，无头晕等不适，胃纳一般，二便调。

【**望诊**】精神淡漠，舌暗红、苔薄黄。

【**切诊**】脉弦涩。

【**既往史**】否认高血压、糖尿病病史。

【**经带胎产史**】已婚已育，育有 1 儿 1 女。13 岁初潮，既往月经周期 28～30 日，经期 5～7 日，色暗红，有血块，现已停经半年。

【**辅助检查**】子宫附件彩超提示子宫肌瘤（12 mm×14 mm）；甲状腺彩超未见明显异常。

【**诊断**】

中医诊断：脏燥（气滞血瘀）。

西医诊断：更年期综合征。

【**证候分析**】情志不遂，则肝气郁滞；气郁化火，上扰心神，则不寐多梦，甚则彻夜不眠；肝失疏泄，经气不利，则胸闷善太息；不通则痛，故见胁肋部胀痛感、两侧头部时有刺痛。气为血帅，气滞则血凝，久之则渐长黄褐斑，气血凝滞于胞宫则成子宫肌瘤。舌暗红，苔薄黄，脉弦涩为气滞血瘀之征象。

【**首诊处方**】

柴胡 10 g	白芍 10 g	香附 10 g	枳壳 10 g
大枣 10 g	浮小麦 30 g	丹参 10 g	桃仁 10 g
川芎 10 g	首乌藤 20 g	合欢皮 20 g	炙甘草 10 g
珍珠母 30 g（先煎）			

共 14 剂，每日 1 剂，每日 2 次，早晚饭后 1 小时温服。配合中成药逍遥丸服用。

首诊以柴胡疏肝散基本方加减，本方为情志不遂、肝失疏泄、肝郁血滞所设。以柴胡、香附调肝气，散郁结；川芎、桃仁辛散，开郁行气，活血止痛；枳壳理气宽中，行气消胀；白芍养血柔肝，缓急止痛。佐以合欢皮、首乌藤解郁安神，珍珠母重镇安神，诸药合用，重在行气疏肝，兼以和血止痛安神。

【二诊】2020 年 4 月 25 日复诊，患者睡眠好转，已无明显的心悸心烦，汗黏，余症如前。舌暗苔稍薄黄，脉弦有力。此诊拟膏方继续调养。

【膏方处方】

浮小麦 300 g	大枣 150 g	炙甘草 60 g	桂枝 100 g
茯苓 100 g	牡丹皮 100 g	地骨皮 80 g	桃仁 100 g
红花 50 g	川芎 80 g	当归 100 g	水蛭 30 g
益母草 100 g	柴胡 100 g	白芍 100 g	香附 100 g
陈皮 60 g	珍珠母 100 g	酸枣仁 100 g	丹参 100 g
知母 80 g	百合 120 g	生地黄 100 g	法半夏 100 g
党参 100 g	黄芩 80 g	黄连 30 g	石菖蒲 80 g
合欢皮 100 g	首乌藤 100 g	五味子 80 g	山茱萸 100 g
菟丝子 100 g			

另加：饴糖 300 g，龟甲胶 100 g。

嘱患者服用膏方，每日 2 次，每次 20 g，温开水冲服。

【随访】2020 年 6 月随访，患者服药后诸症均好转，精神状态好转，面色明显改善，已无汗出多，纳眠可，二便调，舌红苔薄白稍腻。效不更方，嘱患者守原膏方继续服 1 疗程以巩固疗效。

【按语】女性更年期综合征（现又称围绝经期综合征）多见于 46～55 岁，是指女性在绝经前后，由于性激素含量的减少导致的一系列精神及躯体表现，如自主神经功能紊乱、生殖系统萎缩等，还可能出现一系列生理和心理方面的变化，如焦虑、抑郁和睡眠障碍等。

中医认为更年期综合征归属于脏躁。《素问·上古天真论》言女子"七七任脉虚，太冲脉衰少，天癸竭，地道不通"。其主要原因是肾气—天葵—冲任从盛到衰，脏腑失于濡养，或为气血虚弱、或为气血不通，病位常常责之于心、肝、肾。

本例患者长斑、黑眼圈、头部刺痛，舌暗，脉弦涩，均是血瘀的表现，辨其体质属于血瘀体质，但同时兼有肝郁气结的症状如胁肋部胀痛、善叹息，因此，兼夹气郁体质。气不行则血行不畅，血不行则气无以依附，导致面色晦暗无光甚至长斑，气血留滞于胞宫则衍生子宫肌瘤。先用14剂中药汤剂为开路方，以甘麦大枣汤养心安神，佐以化瘀活血。2周后再以桂枝茯苓丸、甘麦大枣汤合逍遥丸加减制成膏方，膏方中桂枝温通经脉而行瘀滞；茯苓健脾养心而利湿；牡丹皮散血行瘀而退瘀热；白芍柔肝理脾调气血；桃仁活血化瘀而破瘀块。白芍、桂枝，一阴一阳；茯苓、牡丹皮，一气一血；桃仁既破且散，配以红花、当归、川芎、丹参、益母草、水蛭加强活血散瘀退瘀热，配伍百合、生地黄组成百合地黄汤滋养心肺，清热安神；炙甘草、党参补气以助血行；柴胡、白芍疏肝柔肝，香附、陈皮解郁理气散结；浮小麦养心神，益心气，安心神；合欢皮、首乌藤、石菖蒲、珍珠母解郁除烦安神、开窍宁心，酸枣仁养肝宁心；五味子敛汗生津，配伍法半夏泻心汤调畅气机。诸药合用，共奏活血化瘀、调理气血之功。

（张万年　整理）

中医膏方调理案例精选

65 功能性子宫出血（崩漏——脾肾亏虚、冲脉不固）

李某，女，34 岁，普通职员。2020 年 3 月 19 日初诊。

【主诉】月经不规律 4 年。

【现病史】患者于 2016 年无明显诱因开始出现月经紊乱，月经周期为 18～60 天，经行 7～20 天止，量时多时少，色暗红，血块、腰酸。末次月经为 2020 年 3 月 12 日。就诊前西医建议其诊刮，因有思想顾虑，未接受手术，前来寻求中医治疗。现症见：仍有出血，量偏少，色淡，少量血块，无明显腰酸，无痛经，疲倦乏力，四肢不温，口干，纳可，眠一般，大便每日 2～3 次、质稀溏，小便调。

【望诊】精神疲倦，脸色萎黄，舌淡红，苔薄白。

【切诊】脉沉细。

【既往史】慢性胃炎病史，否认其他病史。

【经带胎产史】已婚未育。13 岁初潮，月经周期为 18～60 日，经行 7～20 日止，末次月经为 2020 年 3 月 12 日。

【辅助检查】2020 年 2 月 25 日血常规提示红细胞 $12.4 \times 10^{12} L^{-1}$，血红蛋白 85 g/L。子宫附件彩超未见明显异常。

【诊断】

中医诊断：崩漏（脾肾亏虚、冲脉不固）。

西医诊断：功能性子宫出血。

【证候分析】脾肾不足，冲任不固，血失统摄，故经血非时而下，量多如崩，或淋漓不断；脾虚气血化源不足，肾阳不足，经血失于温煦，故经色淡；脾虚中气不足，故神疲体倦；脾主四肢，脾虚则四肢失于温养，故四肢不温；肾阳虚不能上温脾土，则大便溏薄。舌淡红，苔薄白，脉沉细也为脾肾亏虚、冲脉不固之征象。

【首诊处方】

炒白术 15 g	党参 15 g	黄芪 15 g	当归 10 g
鸡血藤 20 g	炙甘草 6 g	茯苓 20 g	茜草炭 10 g
蒲黄炭 10 g	续断 15 g	补骨脂 15 g	仙鹤草 15 g
大枣 10 g			

共 14 剂，每日 1 剂，每日 2 次，早晚饭后 1 小时温服。

首诊处方以四君子汤为底，四君子汤配合黄芪加强补脾益气，续断、补骨脂固肾壮阳，当归、鸡血藤补血活血、祛瘀以生新，仙鹤草凉血止血，佐以茜草炭、蒲黄炭化瘀止血。

【二诊】 2020 年 4 月 27 日复诊，自诉服上方 6 日后阴道出血止，现乏力较前好转，大便每日 2 次，质软，时有不成形、稍有上火，口苦，舌淡红、苔白，脉细。

【二诊处方】 仍以健脾补肾、固冲摄血为治则，守上方去补骨脂，仙鹤草加量至 30 g。10 剂，服法同前。

【三诊】 2020 年 5 月 7 日复诊，诉 2020 年 4 月 28 日月经来潮，5 日净，量中，色淡红，腰酸，有少许血块；纳可，眠较差，手脚冰凉，二便调。舌淡红，苔白，脉细。此诊可拟膏方治疗。

【膏方处方】

炒白术 120 g	茯苓 120 g	党参 150 g	黄芪 100 g
炙甘草 50 g	熟地黄 120 g	白芍 100 g	当归 100 g
川芎 80 g	鸡血藤 120 g	仙鹤草 120 g	山茱萸 100 g
山药 120 g	牡丹皮 100 g	泽泻 100 g	枸杞子 100 g
龙眼肉 100 g	黄精 100 g	女贞子 100 g	墨旱莲 100 g
柴胡 100 g	郁金 100 g	菟丝子 100 g	续断 100 g
巴戟天 100 g	杜仲 100 g	牛膝 100 g	益母草 120 g
茜草 100 g	蒲黄炭 100 g	首乌藤 100 g	合欢皮 100 g
陈皮 60 g	厚朴 100 g	红枣 100 g	

另加：阿胶 80 g，饴糖 150 g，黄酒 80 mL。

每日 2 次，每次 1 小勺（约 20 g），开水冲服。

【随访】2020 年 10 月，患者近 3 次月经周期为 26～30 日，经期 6～7 日，量正常，色鲜红；偶有腰酸，手足不温有明显改善，余无明显不适。欲今年冬天继续膏方调理。

【按语】崩漏是妇科常见疑难急重病症，以经血非时量多不止或淋漓日久不净为特点，相当于现代医学排卵障碍性异常子宫出血。

崩漏的中医临床治疗，应将顾护气阴贯穿始终。中医认为崩漏以阴虚为本，阴不维阳则阳亢，血热妄行，故阴阳失衡，发为崩漏。此外，先天不足或病久及肾，阴损及阳，命门火衰失于温煦脾土，亦会导致脾统血功能下降，进而冲任失约发为崩漏。根据《景岳全书》"有形之血无法速生，无形之气所当急固"的原则，应补气摄血，且"急则治其标，缓则治其本"，该患者处于出血期间，须止血治标。故开路方以固冲摄血为主，辅以健脾益气。血止住之后，以调补脾肾、调理气血为主进行治本。因此，二诊后再以固冲汤合六味地黄丸加减制成膏方。方中党参、黄芪、山药、茯苓、炒白术补气健脾；阿胶、白芍养血补血；若瘀血不除，胞脉受阻，可致血不归经，下血不止，须辅以活血化瘀。因此，配以鸡血藤、益母草、当归、川芎养血活血化瘀，使新血得生；龙眼肉补益心脾，养血安神；首乌藤、合欢皮解郁安神；杜仲、续断、巴戟天、菟丝子、牛膝益肾固精，且牛膝引药下行，直达病所；熟地黄、枸杞子、山茱萸、黄精、女贞子、墨旱莲滋养肝阴；茜草、蒲黄炭、仙鹤草凉血化瘀止血；柴胡、郁金合用疏肝理气，陈皮、厚朴行气可缓解膏方滋腻碍脾，饴糖辅助炙甘草健脾和中。此膏方补益气血，健脾固肾，平调阴阳以固本培元。

（张万年 整理）